Kevin C. Garala

Sistemas de administração transdérmica de tartarato de metoprolol

Kevin C. Garala

Sistemas de administração transdérmica de tartarato de metoprolol

Formulação e avaliação de sistemas matriciais e iontoforéticos

ScienciaScripts

Imprint

Cover image: www.ingimage.com

This book is a translation from the original published under ISBN 978-3-659-85808-6.

Publisher:
Sciencia Scripts
is a trademark of
Dodo Books Indian Ocean Ltd. and OmniScriptum S.R.L publishing group

120 High Road, East Finchley, London, N2 9ED, United Kingdom
Str. Armeneasca 28/1, office 1, Chisinau MD-2012, Republic of Moldova, Europe
Printed at: see last page
ISBN: 978-620-8-30923-7

Conteúdo

Abreviaturas utilizadas

Sr. No.	Abbreviations	
1	B.C.	Before Christ
2	SC	Stratum Corneum
3	TDDS	Transdermal Drug Delivery System
4	UV	Ultraviolet
5	CPEs	Chemical Penetration/Permeation Enhancers
6	DMSO	Dimethyl Sulfoxide
7	SLS	Sodium Lauryl Sulphate
8	CDs	Cyclodextrins
9	PAMAM	Polyamido amine
10	kHz	Kilo Hertz
11	MHz	Mega Hertz
12	ms	Milliseconds
13	ns	Nanoseconds
14	PW	Photomechanical/Pressure Waves
15	MNs	Microneedles
16	Da	Dalton
17	RF	Radiofrequency
18	MDTS	Metered-Dose Transdermal Spray
19	TDD	Transdermal Drug Delivery
20	CHADD	Controlled Heat Aided Drug Delivery
21	DS	Dry substance
22	MT	Metoprolol Tartrate
23	cPs	Centipoises
24	FTIR	Fourier Transform Infrared
25	KBr	Potassium Bromide
26	nm	Nanometer
27	HPMC	Hydroxypropylmethyl cellulose
28	ERL	Eudragit RL 100
29	ERS	Eudragit RS 100
30	IR	Infrared
31	DMF	Dimethyl formamide
32	P.I.I.	Primary Irritation Index
33	S.I.I.	Secondary Irritation Index
34	RH	Relative Humidity
35	BP	British Pharmacopoeia
36	USP	United State Pharmacopoeia
37	JP	Japanese Pharmacopoeia
38	PhEur	European Pharmacopoeia

CAPÍTULO 1

Introdução

Os fármacos raramente são administrados como substâncias químicas puras e são quase sempre administrados como preparações formuladas ou medicamentos. Estas podem variar de soluções relativamente simples a sistemas complexos de administração de medicamentos (1). Os sistemas de administração de medicamentos normalmente utilizados incluem comprimidos, cápsulas, pílulas, injecções e, em certa medida, formulações tópicas e mucosas. Para a maioria dos medicamentos, os métodos convencionais de administração são eficazes, mas alguns medicamentos são instáveis ou tóxicos e têm intervalos terapêuticos estreitos (2). A administração oral é, de longe, a forma mais fácil e mais conveniente de administrar medicamentos, especialmente quando é necessária uma administração repetida ou de rotina (3). Embora tenha a vantagem notável de ser fácil de administrar, tem também inconvenientes significativos, nomeadamente uma biodisponibilidade reduzida devido ao metabolismo hepático (primeira passagem) e a tendência para produzir picos rápidos nos níveis sanguíneos (tanto altos como baixos), o que leva à necessidade de dosagens elevadas e/ou frequentes, que podem ter custos proibitivos e ser inconvenientes (4). Para ultrapassar estas dificuldades, é necessário desenvolver novos sistemas de administração de fármacos, que melhorem a eficácia terapêutica e a segurança dos fármacos através de uma colocação mais precisa (ou seja, específica do local), espacial e temporal no organismo, reduzindo assim o tamanho e o número de doses. As formas médicas tradicionais fornecem o fármaco com picos, muitas vezes acima da dose necessária (Figura 1.1).

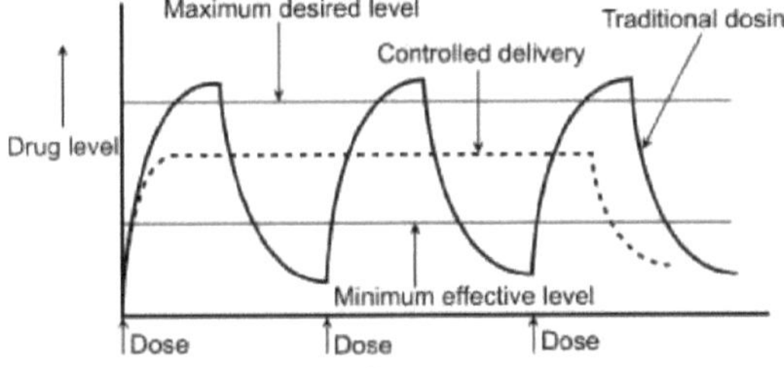

Figura 1.1: Concentração do fármaco no sangue durante a administração do fármaco.

O nível constante de fármaco no sangue ou a libertação sustentada de fármaco para evitar doses múltiplas e contornar o metabolismo hepático de "primeira passagem" são os principais desafios para todos os sistemas de administração5. Este sistema de administração transdérmica deve não só controlar a terapêutica do fármaco, mas também fazê-lo de forma compatível com o doente. A administração efectiva da formulação de uma forma fisiologicamente compatível é, portanto, o próximo obstáculo no ciclo de desenvolvimento do medicamento. A seleção cuidadosa de uma via ou sistema de administração é fundamental para o sucesso nas fases seguintes de segurança e metabolismo do medicamento. A pele humana é um portal atrativo para a administração de terapêuticas sistémicas. Esta via, designada por administração transdérmica de fármacos, é uma via alternativa para a administração sistémica de fármacos através da pele intacta, de modo a atingir a circulação sistémica numa extensão adequada para provocar a resposta desejada (6). A ideia de administrar fármacos através da pele é antiga: já no século XVIth a.C., o Papiro de Ebers recomendava que a casca da planta do óleo de rícino fosse esmagada em água e colocada sobre uma dor de cabeça (7). Nas últimas décadas, a administração transdérmica de medicamentos tem sido um domínio ativo da investigação biomédica, com um rápido desenvolvimento tanto em termos de extensão como de profundidade da investigação. O sucesso da administração transdérmica depende da capacidade de o fármaco penetrar na pele intacta em quantidades suficientes para atingir os efeitos terapêuticos desejados. O primeiro adesivo transdérmico (0,5 mg de escopolamina, TTS-S, Novartis, Basileia, Suíça) foi aprovado pela US Food and Drug Administration em 1979 para tratar o enjoo (8-9). Dependendo do fármaco, o tempo de duração da administração transdérmica é geralmente de 1 a 7 dias (10). A via transdérmica é uma das principais vias de administração de agentes terapêuticos potentes no corpo humano.

1.1. Vantagens e limitações

A administração transdérmica de medicamentos tem muitas vantagens em relação à administração convencional de medicamentos e também algumas limitações que podem ser discutidas a seguir.

1.1.1. Vantagens (1, 6-7, 11-13)

- Proporciona uma alternativa não invasiva às injecções parenterais, subcutâneas e intramusculares.
- Evita o metabolismo de primeira passagem no trato gastrointestinal e no fígado, o que permite que os medicamentos com fraca biodisponibilidade oral e/ou meias-vidas biológicas curtas sejam administrados, no máximo, uma vez por dia, o que pode resultar numa melhor adesão dos doentes.
- Evitar os problemas de irritação gástrica, de esvaziamento do estômago e os efeitos do pH.
- Permitir o controlo da entrada, como por exemplo o fim do fornecimento através da remoção do dispositivo.
- Adequado para pacientes inconscientes ou que estejam a vomitar.
- Diminui a dose a administrar.
- Não é afetado pela ingestão de alimentos.
- Fornece níveis sanguíneos constantes no plasma para medicamentos com uma janela terapêutica estreita, minimizando assim o risco de efeitos secundários tóxicos ou de falta de eficácia.
- Libertação sustentada do fármaco durante longos períodos de tempo para reduzir a frequência de dosagem.
- A administração programada a partir de adesivos transdérmicos convencionais não é fácil, mas as técnicas que utilizam processos activos, como uma corrente eléctrica, podem administrar o ativo de uma forma dependente do tempo.

1.1.2. **Limitações** (1, 6,11,14)

- A variabilidade da absorção percutânea devido a diferenças de local, doença, idade e espécie.
- Apenas os fármacos relativamente potentes são candidatos adequados para a administração transdérmica, devido aos limites naturais de entrada do fármaco impostos pela impermeabilidade da pele.
- Alguns doentes desenvolvem dermatite de contacto no local de aplicação de um ou mais componentes do sistema, sendo necessário interromper a utilização.
- A TDDS não consegue atingir níveis elevados de fármaco no sangue/plasma.
- As enzimas metabólicas da pele podem constituir um problema e alguns medicamentos são quase completamente metabolizados antes de atingirem a vasculatura cutânea.
    - Outro problema que pode surgir, e que por vezes é ignorado, é o facto de alguns medicamentos poderem ser decompostos antes de penetrarem no estrato córneo (SC) pelas bactérias que vivem na superfície da pele.
- A utilização da administração transdérmica pode não ser económica.

Para uma melhor compreensão da administração transdérmica de medicamentos, a estrutura da pele deve ser brevemente discutida juntamente com a penetração através da pele e as vias de permeação.

1.2. Estrutura da pele

A pele (cutis) é uma estrutura complexa e é classificada como um material viscoelástico não linear (15, 16). É o maior órgão do corpo, representando mais de 10% da massa corporal (6) e forma uma interface fascinante e única entre o exterior e o interior do corpo (17) e uma espessura média de 0,5 mm (variando de 0,05 mm a 2 mm) (18). A pele tem várias funções, que podem ser resumidas da seguinte forma

1.2.1. **Função da pele** (1,19-20)

- Evita a perda de água e a entrada de materiais estranhos.
- Proteção contra a invasão de micróbios, produtos químicos, agentes físicos (por exemplo, traumatismos ligeiros, luz UV) e desidratação.
- Ação reflexa devida a estímulos dos nervos sensoriais.
- A pele regula a temperatura do corpo em cerca de 36,8°C (98,4°F) com uma variação de 0,5°C a 0,75°C.
- Na pele, a substância gorda 7-desidrocolesterol, na presença da luz UV do sol, é convertida em vitamina D.
- Absorve alguns medicamentos de baixo peso molecular, bem como substâncias químicas tóxicas como o mercúrio. Eliminação de resíduos bioquímicos através de secreções.
- Regulação da tensão arterial.

1.2.2. Anatomia da pele

A pele é constituída por três camadas principais (21), ou seja, a epiderme superficial, a derme e a hipoderme (Figura 1.2).

I) Epiderme

A epiderme é uma camada de 50 a 100 pm de espessura constituída por queratinócitos que migram para o exterior a partir da célula basal, formando células altamente diferenciadas que não se dividem (22-23). Durante a diferenciação, os queratinócitos transformam-se de células poligonais (cuboidais) em células espinhosas (espinhosas), células granulares achatadas e, finalmente, em comeócitos mortos poliédricos achatados cheios da proteína queratina (23). Principalmente os comeócitos estão embebidos em lípidos lamelares cristalinos segregados pelos corpos lamelares, dando origem a uma disposição em tijolo e argamassa (18).

Como é um tecido não vascularizado, recebe a sua nutrição por difusão a partir do sistema capilar da derme. As células epiteliais queratinizadas, presentes na epiderme, são ricas em lípidos e colesterol (24). Para além dos queratinócitos, que representam a maioria das células da epiderme, outros tipos de células como os melanócitos, as células de Langerhans e as células de Merkel estão localizados nesta camada da pele.

Além disso, estão presentes em todo este tecido várias enzimas catabólicas, tais como esterases, fosfatases ou lipases (18). A epiderme pode ainda ser subdividida numa parte viável, constituída pelo stratum basale, o stratum spinosum, o stratum granulosum e, apenas em determinadas regiões anatómicas, o stratum lucidum, e uma parte não viável, o stratum comeum. As camadas de células epidérmicas, com uma espessura média de 0,1 a 0,15 mm, estão interligadas por desmossomas (25). Pensa-se geralmente que a camada epidérmica tem uma atividade enzimática mais elevada do que a camada dérmica (23).

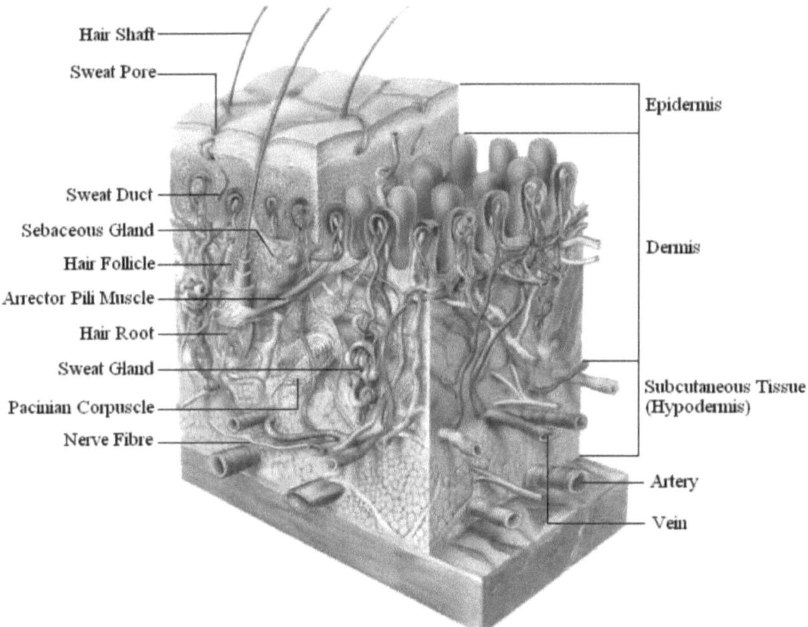

Figura 1.2: Representação esquemática do Skin.

i) Epiderme viável

A parte viável da epiderme é constituída principalmente por três, em certas regiões anatómicas por quatro camadas diferentes. A Figura 1.3 apresenta um corte transversal da epiderme da pele. A camada mais baixa, o stratum basale, representa a fronteira entre a epiderme e a derme. Acima do stratum basale encontra-se o stratum spinosum, seguido do stratum granulosum. O stratum granulosum faz fronteira com o tecido não viável do stratum comeum, que é a camada mais externa da pele. Na pele das plantas dos pés e nas faces internas das mãos encontra-se uma quarta camada, o stratum lucidum, que se situa entre o stratum comeum e o stratum granulosum. A espessura média de todas as camadas do tecido viável é de aproximadamente 100 pm.

ii) Epiderme não viável

A epiderme inviável, stratum comeum, é a camada heterogénea mais externa da epiderme e tem aproximadamente 10-20 pm de espessura. É constituída por 15-25 células achatadas, empilhadas, hexagonais e cornificadas, fixadas numa argamassa de lípido intercelular. Cada célula tem cerca de 40 pm de diâmetro e 0,5 pm de espessura. As propriedades de barreira do stratum comeum podem estar parcialmente relacionadas com a sua densidade muito elevada (1,4 g/cm^3 no estado seco), a sua baixa hidratação de 15-20%, em comparação com os 70% normais para o corpo total, e a sua baixa área de superfície para o transporte de solutos (reconhece-se que a maioria dos solutos penetram na pele e entram no corpo através das regiões intercelulares com menos de 0,1 pm de largura do stratum comeum) (6). Os lípidos lamelares cristalinos em que os comeócitos estão inseridos constituem uma barreira física ao transporte de fármacos (25-26). A difusão do fármaco através do stratum comeum depende da hidrofilicidade, do tamanho e da capacidade de ligação de hidrogénio do permeante (27). Outras razões para a impermeabilidade da pele são o trajeto tortuoso e o problema da partição e difusão repetidas através de bicamadas estruturadas.

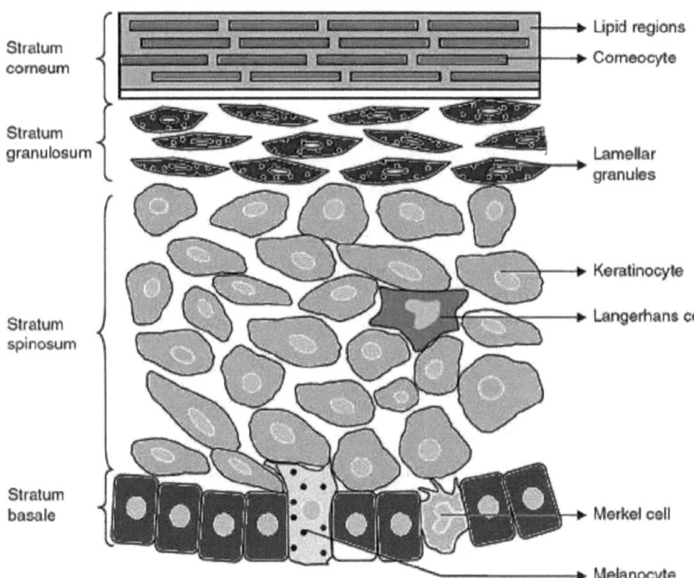

Figura 1.3: Camadas da pele epiderme

A impermeabilidade é um problema considerável na administração de medicamentos tanto na pele como através dela (28). Assim, o estrato córneo actua como uma barreira limitadora da taxa de absorção percutânea de medicamentos (29).

II) Derme

A derme (ou cório) tem 3 a 5 mm de espessura e constitui a maior parte da pele, uma vez que é muito mais larga do que a epiderme sobrejacente (19). A derme é um tecido altamente elástico constituído por uma rede de fibras proteicas que se encontra embebida numa substância fundamental amorfa constituída por glicosaminoglicanos (25). Contém matriz de colagénio e várias células, incluindo fibroblastos, mastócitos, macrófagos e linfócitos, que apresentam uma barreira imunológica (23, 25, 30). Para além da rede de proteínas, a derme contém terminações nervosas e vasos sanguíneos, bem como vasos linfáticos. Adicionalmente, encontram-se fibroblastos, macrófagos, mastócitos e leucócitos nesta camada da pele. A derme subdivide-se em estrato papilar, que faz fronteira com a epiderme, e estrato reticular, que se situa perto da hipoderme. Ambos os tecidos diferem na força das fibras colagénicas, que são bastante finas no stratum papillare e bastante fortes no stratum reticulare.

III) Hipoderme

A hipoderme (tecido subcutâneo) está localizada abaixo da derme e apresenta um elevado teor de tecido adiposo. Por este motivo, as principais funções que podem ser atribuídas à hipoderme são a proteção do corpo contra o frio e o fornecimento de recursos energéticos.

IV) Apêndices cutâneos

Ao longo da pele podem ser encontrados diferentes apêndices cutâneos, tais como unhas, pêlos, glândulas sebáceas e glândulas sudoríparas. Os folículos pilosos, bem como as glândulas sebáceas e sudoríparas, encontram-se tanto na hipoderme como na derme e atravessam a epiderme até à superfície. As glândulas sebáceas estão frequentemente ligadas aos folículos pilosos. Para efeitos de nutrição, os folículos pilosos estão ligados ao sistema capilar da derme. A superfície total destas aberturas corresponde a 0,1% da superfície total da pele (31).

1.3. Vias de administração de medicamentos através da pele

Para compreender as propriedades físico-químicas da difusão do fármaco e a influência do veículo na permeação através do estrato córneo e, assim, otimizar a administração, é essencial determinar a via predominante de permeação do fármaco no estrato córneo. As macro-vias de penetração do fármaco (32) são i) através do estrato contínuo, ii) através dos folículos pilosos com as glândulas sebáceas associadas, ou iii) através dos canais sudoríparos, como se mostra na Figura 1.4.

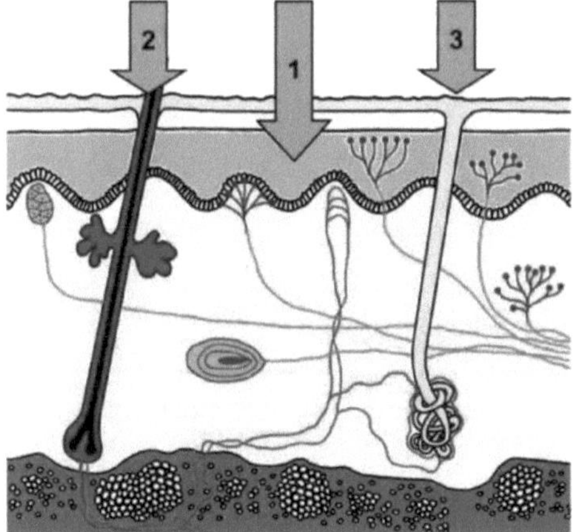

Figura 1.4: Rotas de permeação do fármaco.

I) Via transappendageal

A via transapendicular, que transporta substâncias através das glândulas sudoríparas e dos folículos pilosos com as suas glândulas sebáceas associadas. Esta via é considerada de menor importância devido à sua área relativamente pequena (33).

II) Via transepidérmica

Para os fármacos, que atravessam principalmente a camada intacta, existem duas potenciais micro-vias de entrada, as vias transcelular (intracelular) e intercelular (paracelular) (Figura 1.5). Tanto as substâncias polares como as não polares difundem-se através das vias transcelular e intercelular por mecanismos diferentes (33). As moléculas polares difundem-se principalmente através da via polar que consiste em "água ligada" no interior do stratum comeum hidratado, enquanto as moléculas não polares se dissolvem e difundem através da matriz lipídica não aquosa do stratum comeum (14).

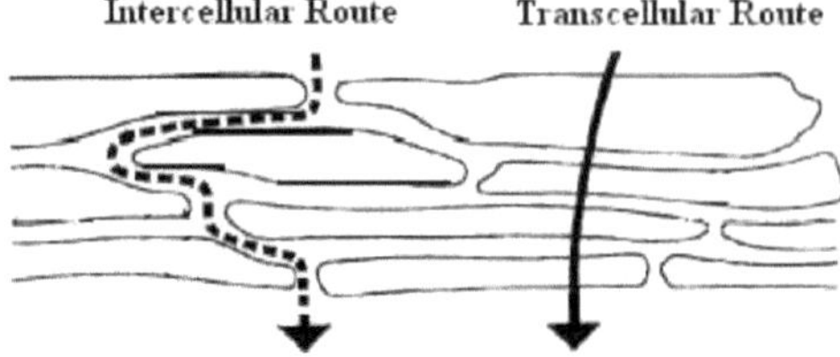

Figura 1.5: Vias transepidérmicas.

1.4. Processo de transporte do fármaco

Quando colocado sobre a pele intacta, um penso transdérmico cria um gradiente de concentração entre a concentração elevada do fármaco no penso e a concentração baixa na pele. O fármaco difunde-se passivamente a partir do penso através do stratum comeum (a camada mais externa da pele) para os capilares da epiderme34. A permeação transdérmica do fármaco para administração sistémica é uma sequência de processos com várias etapas, como se mostra na Figura 1.6.

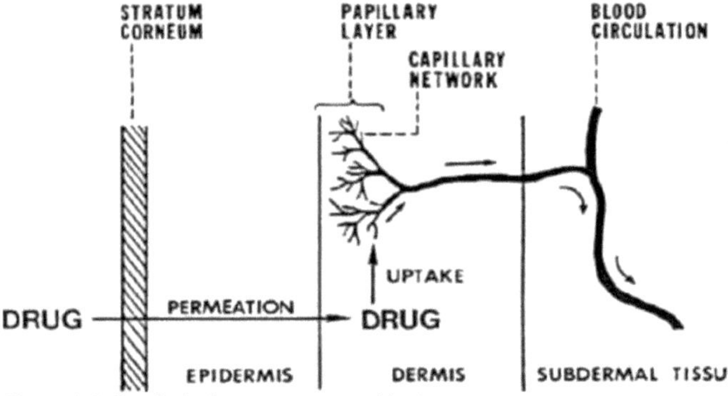

Figura 1.6: Sequência da permeação transdérmica.

A libertação dos agentes terapêuticos de uma formulação aplicada à superfície da pele e o seu transporte para a circulação sistémica envolve (35)

i. Dissolução no interior da formulação e libertação da mesma.

ii. Partição na camada mais externa da pele, o estrato córneo.

iii. Difusão através do stratum comeum por vias intercelulares lipídicas.

iv. Partição do stratum comeum para a epiderme aquosa viável.

v. Difusão através da epiderme viável e na derme superior e

vi. Captação para a rede capilar local e, eventualmente, para a circulação sistémica.

A maioria dos modelos existentes para a libertação de fármacos dos sistemas transdérmicos utiliza a primeira lei de Fick (36).

De acordo com a primeira lei de Fick, o fluxo difusivo é igual ao produto negativo do coeficiente de difusão e do gradiente de concentração;

Onde, Dij é o coeficiente de difusão binária do soluto i no solvente j

Ci é a concentração de i e x é a direção do gradiente

1.5. Propriedades moleculares ideais dos permeantes (7, 37-38)

A menos que a camada exterior da pele (o estrato córneo) seja fisicamente rompida, a maior molécula que pode ser administrada de forma fiável através da pele em qualquer coisa que não seja uma microdose tem um peso molecular inferior a 1000 daltons, mas de preferência inferior a 500 daltons. Não será possível administrar moléculas maiores como a insulina (peso molecular superior a 6000 daltons) através da pele sem fazer efetivamente pequenos orifícios na mesma.

Para que os fármacos sejam absorvidos através da pele, têm primeiro de se "dissolver" no estrato córneo. Existem duas medidas que podem ajudar a prever se um fármaco passará para o estrato córneo. A primeira é a sua solubilidade relativa em gordura e água (coeficiente de partição). Um coeficiente de partição elevado significa que o fármaco é relativamente mais solúvel na gordura do que na água. Assim, quando confrontado com uma escolha, o fármaco prefere dissolver-se ou dividir-se na fase gorda. Os fármacos com um coeficiente de partição muito baixo não serão bem absorvidos, porque permanecerão na superfície da pele e não se dividirão no estrato córneo. Uma vez que o coeficiente de partição logarítmico octanol/água ideal deve situar-se entre 0,0 e 2,0. O segundo fator de previsão da probabilidade de um fármaco penetrar no estrato córneo é o ponto de fusão. Os fármacos com pontos de fusão elevados têm geralmente uma solubilidade reduzida tanto em água como em gordura. Geralmente, deseja-se um ponto de fusão baixo (inferior a 200°C) do fármaco. A potência do fármaco deve ser elevada e a dose sistémica diária deve ser inferior a 20 mg. O medicamento não deve ser diretamente irritante para a pele e não deve estimular uma reação imunitária na pele.

1.6. Tecnologias de pensos transdérmicos

Os sistemas de libertação controlada podem ser construídos a partir de polímeros ou de bombas. Devido às suas dimensões reduzidas e ao seu custo mais baixo, os polímeros são os mais utilizados39. Como a ciência dos polímeros se desenvolveu nos últimos dois séculos com o número de arquitecturas inovadoras, os produtos à base de polímeros e as tecnologias de processo inovadoras estão a desempenhar um papel muito importante na medicina e na farmácia (40).

Uma abordagem provável para minimizar as reacções adversas cutâneas associadas ao dispositivo dos sistemas de irrigação transdérmica é a utilização de polímeros altamente biocompatíveis para o seu fabrico (41).

Os polímeros são a espinha dorsal do sistema de administração transdérmica de medicamentos. Os sistemas de administração transdérmica são fabricados sob a forma de laminados poliméricos multicamadas, nos quais um reservatório de fármaco ou uma matriz fármaco-polímero é ensanduichado entre duas camadas poliméricas. Uma camada exterior de suporte impermeável que evita a perda de fármaco através da superfície de suporte e protege o sistema transdérmico durante o período de utilização, geralmente constituída por película de poliéster, polietileno e poliolefina, e um revestimento de libertação que é retirado antes da aplicação. Os sistemas transdérmicos de administração de fármacos são classificados, em termos gerais, nos três tipos seguintes (42) (Figura 1.7)

I) Sistemas de reservatórios

Neste sistema, o reservatório do fármaco é incorporado entre uma camada de suporte impermeável e uma membrana de controlo da taxa. O fármaco é libertado apenas através da membrana de controlo da taxa, que pode ser microporosa ou não porosa. No compartimento do reservatório do fármaco, o fármaco pode estar sob a forma de uma solução, suspensão ou gel ou disperso numa matriz polimérica sólida. Na superfície exterior da membrana polimérica, pode ser aplicada uma fina camada de polímero adesivo hipoalergénico e compatível com o fármaco.

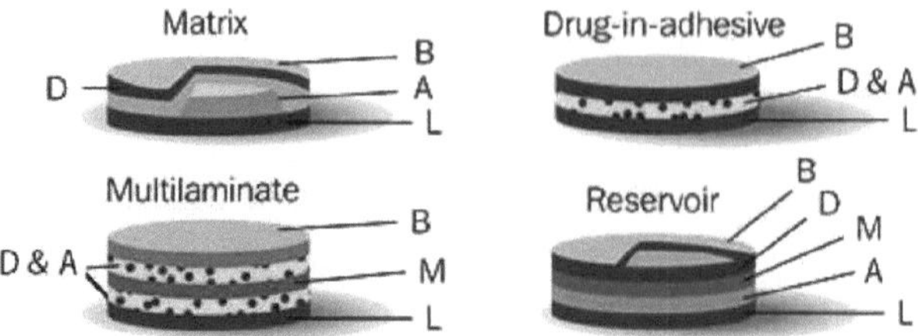

Figura 1.7: Tipos de adesivos transdérmicos.

II) Sistemas matriciais

I) ***Sistema de fármaco em adesivo***
O reservatório do fármaco é formado pela dispersão do fármaco num polímero adesivo e, em seguida, espalhando o adesivo de polímero medicado por vazamento de solvente ou por fusão do adesivo (no caso de adesivos de fusão a quente) numa camada de suporte impermeável. No topo do reservatório, são aplicadas camadas de polímero adesivo não medicamentoso.

II) ***Sistema de dispersão matricial***
O fármaco é disperso de forma homogénea numa matriz polimérica hidrofílica ou lipofílica. Este disco de polímero contendo o fármaco é depois fixado a uma placa de base oclusiva num compartimento fabricado a partir de uma camada de suporte impermeável ao fármaco. Em vez de aplicar o adesivo na face do reservatório do fármaco, este é espalhado ao longo da circunferência para formar uma tira de rebordo adesivo.

III) Sistemas de micro-reservatórios

Este sistema de administração de fármacos é uma combinação de sistemas de reservatório e de matriz-dispersão. O reservatório de fármaco é formado pela primeira suspensão do fármaco numa solução aquosa de polímero solúvel em água e, em seguida, dispersando a solução homogeneamente num polímero lipofílico para formar milhares de esferas microscópicas e inalcançáveis de reservatórios de fármaco. A dispersão termodinamicamente instável é estabilizada rapidamente através da reticulação imediata do polímero in situ.

Os adesivos transdenais de vários fármacos foram investigados para administração sistémica através da pele, por exemplo, fentanil (43), 0-bloqueadores (44-46), furosemida (47), apomorfina (48), piroxicam (49), cafeína (50), clonidina (51-53), timolol (54), sulfato de salbutamol (55), penciclovir (56), estradiol (57), escopolamina (58), morfina (59), 3-hidroxifenazepam (60), ibuprofeno (61), propofol (62). Os adesivos transdérmicos disponíveis no mercado incluem Climara, Nicoderm (63), Ortho Evra, Transderm-Scop, Catapres-TTS, Combipatch, Duragesic, Menostar, Vivelle (64).

1.7. Melhoria da permeação

A permeação transdérmica, ou absorção percutânea, pode ser definida como a passagem de uma substância, como um fármaco, do exterior da pele através das suas várias camadas para a corrente sanguínea. O êxito dos sistemas de administração dermatológica ou transdérmica de fármacos depende da capacidade de o fármaco penetrar e/ou permear através da pele em quantidades suficientes para atingir níveis terapêuticos65. Os potenciadores de penetração (também chamados promotores ou aceleradores de sorção) que penetram na pele diminuem reversivelmente a resistência da barreira (66). A impermeabilidade da pele levou ao desenvolvimento de uma série de estratégias de reforço. Estas podem ser divididas, em termos gerais, em abordagens químicas e tecnologias transdérmicas modificadas.

1.7.1. Abordagens químicas

Os potenciadores químicos, também designados por potenciadores de penetração química ou potenciadores de permeação química (CPE), são as moléculas que podem alterar a barreira do estrato córneo para promover o fluxo de moléculas terapêuticas através da pele. A maioria dos potenciadores interage com o domínio lipídico intercelular do estrato córneo. O mecanismo geral pelo qual a permeação cutânea melhora é a matriz lipídica intercelular, na qual os aceleradores podem perturbar o motivo de empacotamento, os domínios intracelulares da queratina ou através do aumento da partição do fármaco no tecido, actuando como solvente para o permeante no interior da membrana (66). O mecanismo de reforço químico consiste na utilização de solventes que penetram na pele e actuam essencialmente como transportadores do ativo. O outro mecanismo é aquele em que um componente da formulação penetra nos lípidos intercelulares, onde se intercala e perturba a sua estrutura (67). Isto cria uma região onde a difusão é mais rápida e a permeação através do stratum comeum é melhorada.

I) Água

Uma das primeiras abordagens para melhorar a administração transdérmica e tópica de agentes terapêuticos é a utilização de água. O teor de água do stratum comeum humano é tipicamente de cerca de 15-20% do peso seco do tecido, embora este valor varie claramente em função do ambiente externo, como a humidade. A imersão da pele em água, a exposição da membrana a humidades elevadas ou, como é mais frequente em condições clínicas, a oclusão do tecido, impedindo assim a perda transepidérmica de água, pode permitir que o estrato córneo atinja um teor de água em equilíbrio com o das células epidérmicas subjacentes. Assim, aquando da oclusão, o teor de água desta membrana externa pode atingir 400% do peso seco do tecido. De um modo geral, o aumento da hidratação dos tecidos parece aumentar a entrega transdérmica de permeantes hidrofílicos e lipofílicos.

II) Sulfóxidos

O dimetilsulfóxido (DMSO) é um solvente aprótico que tem a capacidade de induzir a fusão e a diferenciação celular e de aumentar a permeabilidade das membranas lipídicas aos fármacos (68). Tendo em conta a natureza pequena e altamente polar desta molécula, é possível que o DMSO interaja com os grupos de cabeça de alguns lípidos da bicamada para distorcer a geometria da embalagem (19). Além disso, o DMSO promove a permeação ao reduzir a resistência da pele às moléculas do fármaco ou ao promover a separação do fármaco da forma de dosagem. O DMSO pode induzir poros de água nas bicamadas de dipalmitoil-fosfatidilcolina (DPPC) e propõe-se que esta seja uma via possível para o aumento da penetração de moléculas activas através das membranas lipídicas68. Foi postulado que o DMSO desnatura as proteínas estruturais intercelulares do estrato córneo ao perturbar a estrutura das cadeias lipídicas. Além disso, o DMSO pode alterar a estrutura física da pele através da eluição de estruturas lipídicas, lipoproteicas e nucleoproteicas do estrato córneo (69).

III) Pirrolidonas

Uma série de pirrolidonas e compostos estruturalmente relacionados foram investigados como potenciais potenciadores da penetração na pele humana. A azona (l-dodecilazaciclo-heptano-2-ona ou laurocapram) foi a primeira molécula especificamente concebida como potenciador da penetração cutânea. A azona melhora o transporte cutâneo de uma grande variedade de medicamentos, incluindo esteróides, antibióticos e agentes antivirais. A azona é mais eficaz a baixas concentrações, sendo utilizada tipicamente entre. A azona exerce provavelmente os seus efeitos de reforço da penetração através de interações com os domínios lipídicos do stratum comeum. Tendo em conta a estrutura química da molécula (que possui um grande grupo de cabeça polar e uma grande cadeia alquílica lipídica), seria de esperar que o potenciador se dividisse nos lípidos da bicamada para perturbar o seu arranjo de empacotamento; é improvável que a integração nos lípidos seja homogénea, tendo em conta a variedade de domínios de composição e de empacotamento nas bicamadas lipídicas do estrato córneo66. Sabe-se que a azona apresenta efeitos aceleradores significativos a baixas concentrações, tanto para fármacos hidrofílicos como hidrofóbicos.

IV) Álcoois

Os álcoois podem influenciar a penetração transdérmica através de vários mecanismos. O comprimento da cadeia alquílica dos alcanóis é um parâmetro importante na promoção do aumento da permeação. O etanol pode exercer a sua atividade de aumento da permeação através de vários mecanismos. Em primeiro lugar, como solvente, pode aumentar a solubilidade do fármaco no veículo. Além disso, a permeação de etanol no estrato córneo pode alterar as propriedades de solubilidade do tecido, com a consequente melhoria da partição do fármaco na membrana (70). A perturbação da integridade do stratum comeum através da extração de substâncias bioquímicas pelos álcoois mais hidrofóbicos contribui para uma melhor transferência de massa através deste tecido (69). Tal como acontece com a água, o etanol permeia rapidamente através da pele humana, com um fluxo em estado estacionário de aproximadamente 1 mg cm^2 /h. O etanol foi utilizado para aumentar o fluxo de levonorgestrel, estradiol, hidrocortisona e 5-fluorouracilo através da pele de ratos (66) e de estradiol através da pele humana in vivo (71).

V) Ácidos gordos

A absorção percutânea de medicamentos foi aumentada por uma grande variedade de ácidos gordos de cadeia longa, o mais popular dos quais é o ácido oleico. Mais especificamente, verificou-se que o ácido oleico diminui as temperaturas de transição de fase dos lípidos da pele, com o consequente aumento da liberdade de movimento ou fluidez destas estruturas (69). É evidente, a partir de numerosos relatórios da literatura, que o potenciador interage e modifica os domínios lipídicos do estrato córneo, como seria de esperar de um ácido gordo de cadeia longa com uma configuração cis, o ácido oleico a uma concentração mais elevada pode também existir como uma fase separada (ou como "pools") dentro dos lípidos da bicamada (68). A formação de tais pools proporcionaria defeitos de permeabilidade dentro dos lípidos da bicamada, facilitando assim a permeação de permeantes hidrofílicos através da membrana. Estes potenciadores podem ser utilizados para promover a administração de permeantes lipofílicos e hidrofílicos.

VI) Ésteres

Os ésteres, como o acetato de etilo, são compostos relativamente polares, com ligações de hidrogénio, que podem aumentar a permeação de forma semelhante à dos sulfóxidos e formamidas, penetrando no estrato córneo e aumentando a fluidez lipídica através da rutura do empacotamento lipídico. Propõe-se um modo de ação semelhante para o miristato de isopropilo e, além disso, os ésteres alifáticos podem influenciar a partição entre o veículo e a pele através de efeitos de solubilização (69).

VII) Ureia

A ureia é um agente hidratante (um hidrótropo) que promove a permeação transdérmica, facilitando a hidratação do estrato córneo e a formação de canais de difusão hidrofílicos no interior da barreira (69). A ureia isolada ou em combinação com o lactato de amónio produziu uma hidratação significativa do estrato córneo e melhorou a função de barreira quando comparada com o veículo isolado em voluntários humanos in vivo. A ureia também tem propriedades queratolíticas, normalmente quando utilizada em combinação com ácido salicílico para queratólise (66). A modesta atividade de aumento da penetração da ureia resulta provavelmente de uma combinação do aumento do teor de água do estrato córneo, da atividade queratolítica e dos mecanismos de rutura dos lípidos.

VUI) Agentes activos de superfície

Os agentes tensioactivos funcionam essencialmente por adsorção nas interfaces e interagem assim com as membranas biológicas, contribuindo para o aumento global da penetração dos compostos (69). Os tensioactivos aniónicos incluem o lauril sulfato de sódio (SLS), os tensioactivos catiónicos incluem o brometo de cetiltrimetil amónio, os tensioactivos nonoxinol são tensioactivos não iónicos e os tensioactivos zwitteriónicos incluem a dodecil betaína. Os tensioactivos aniónicos e catiónicos têm potencial para danificar a pele humana; o SLS é um poderoso irritante e aumenta a perda de água trans-epidérmica em voluntários humanos in vivo e tanto os tensioactivos aniónicos como os catiónicos incham o estrato córneo e interagem com a queratina intercelular.

IX) Óleos essenciais e terpenos

Os terpenos encontram-se nos óleos essenciais e são compostos que contêm apenas átomos de carbono, hidrogénio e oxigénio, mas que não são aromáticos (66). Sabe-se que tanto os mono como os sesquiterpenos aumentam a absorção percutânea de compostos através do aumento da difusividade do fármaco no stratum comeum e/ou através da rutura da barreira lipídica intercelular. Um outro mecanismo de atividade que tem sido postulado é que os terpenóides aumentam a condutividade eléctrica dos tecidos, abrindo assim vias polares dentro do estrato córneo (69). Os monoterpenos cíclicos mostraram geralmente um aumento mais forte da curcumina do que outros terpenos, flavonóides e colestanol (68). Os terpenos continuam a ser uma escolha popular de potenciadores para a administração de materiais através das membranas cutâneas. Por exemplo, o L-mentol foi utilizado para facilitar a permeação in vitro do cloridrato de morfina através da pele de rato sem pêlos (66), do cloridrato de imipramina através da pele de rato (72) e da hidrocortisona através da pele de rato sem pêlos (73).

X) Solventes em concentrações elevadas

Para além das actividades dos potenciadores de penetração no domínio intercelular, os níveis elevados de solventes potentes podem ter efeitos mais drásticos. Podem danificar os desmossomas e as pontes proteicas, levando à fissuração do lípido intercelular e à divisão do stratum comeum squames. O solvente pode entrar no comeócito, rompendo drasticamente a queratina e até formando vacúolos (74).

XI) Ciclodextrinas e Dendrímeros

As ciclodextrinas (CDs) são oligossacáridos cíclicos que possuem uma superfície externa hidrofílica e uma cavidade hidrofóbica. Por conseguinte, são altamente solúveis e formam eficazmente complexos de inclusão com compostos orgânicos hidrofóbicos para aumentar as suas solubilidades (75-77). No entanto, verificou-se que as ciclodextrinas isoladamente são menos eficazes como potenciadores de penetração do que quando combinadas com ácidos gordos, propilenoglicol e polivinilpirrolidona (69, 78). Loftsson e Masson concluíram que o efeito sobre a penetração cutânea pode estar relacionado com a concentração de ciclodextrina, com um fluxo reduzido geralmente observado em concentrações relativamente elevadas de ciclodextrina, enquanto concentrações baixas de ciclodextrina resultam num fluxo aumentado (79).

Os dendrímeros, também designados por arboróis ou moléculas em cascata (80) ou proteínas artificiais (81), derivam das palavras gregas dendron (árvore) e meros (parte) (82). Trata-se de macromoléculas artificiais monodispersas e bem definidas, com caraterísticas tridimensionais altamente ramificadas que se assemelham à arquitetura de uma árvore, com um peso molecular definido e propriedades de aprisionamento do hospedeiro-hospedeiro (83). Além disso, um trabalho recente demonstrou que os dendrímeros PAMAM melhoraram a biodisponibilidade da indometacina em aplicações de administração transdérmica (84). De forma semelhante, o fármaco tansulosina foi utilizado como modelo para estudar a administração transdérmica utilizando dendrímeros PAMAM. Verificou-se que os dendrímeros eram potenciadores de penetração fracos (85). No entanto, não foi observado qualquer efeito impulsionado pelo dendrímero para os fármacos cetoprofeno e clonidina. Como explicação, foi discutida a cristalização do fármaco desencadeada pelo dendrímero na matriz de administração transdérmica, permitindo a formação de polimorfos do fármaco que podem ou não facilitar a administração transdérmica (86).

1.7.2. Melhoradores metabólicos ou bioquímicos

Os produtos químicos que provocam eventos bioquímicos e metabólicos na pele podem ser potencialmente utilizados para alterar a permeabilidade da pele. Por exemplo, estes tipos de potenciadores podem reduzir as propriedades de barreira da pele, quer inibindo as enzimas responsáveis pela síntese de lípidos específicos do estrato córneo durante a reparação do estrato córneo (87), quer promovendo o metabolismo dos lípidos cutâneos existentes que são responsáveis pela função de barreira da pele (88).

1.7.3. Novas tecnologias transdérmicas

O SC é constituído por uma camada bem organizada de comadócitos mortos intercalados com lípidos, que constituem uma barreira significativa à difusão de agentes no organismo. A fim de ultrapassar esta barreira e melhorar a permeação, foram desenvolvidas várias técnicas de melhoramento químico e físico, isoladamente ou em combinação. Embora os potenciadores químicos aumentem a administração de agentes perturbando a barreira do SC através da interação com proteínas ou da fluidificação dos lípidos do SC, a sua utilização extensiva é limitada pela sua potencial irritação cutânea (89). No entanto, devido aos baixos coeficientes de permeabilidade das macromoléculas, os efeitos de reforço necessários para assegurar a administração de concentrações farmacologicamente eficazes estão provavelmente para além da capacidade dos reforçadores químicos tolerados pela pele. Por conseguinte, foram desenvolvidas várias novas tecnologias de transporte para a administração transdérmica de fármacos "problemáticos" (Quadro 1.1), uma vez que o desenvolvimento de novas técnicas modificadas ultrapassou as limitações das técnicas de reforço químico (32, 90-91).

1.7.3.1. Aumento da permeação com base em medicamentos/veículos

I) Prodrug

Os pró-fármacos são um meio útil de modificar a lipofilicidade das moléculas-mãe para otimizar a partição na pele e maximizar a penetração percutânea. Os pró-fármacos são moléculas farmacologicamente inactivas, que requerem uma transformação química ou enzimática para libertar a molécula-mãe ativa (92). A estratégia de conceção de pró-fármacos envolve geralmente a adição de um promotor para aumentar o coeficiente de partição e, por conseguinte, a solubilidade e o transporte do fármaco de origem no estrato córneo. Os pró-fármacos têm sido utilizados para melhorar a administração do fármaco através da pele, uma vez que estão presentes na epiderme muitas esterases não específicas e outras actividades enzimáticas. No entanto, uma concentração elevada de pró-fármacos na pele pode levar à saturação enzimática, o que impede a conversão de um pró-fármaco numa molécula de fármaco ativa. A abordagem dos pró-fármacos foi investigada para aumentar a permeabilidade cutânea dos anti-inflamatórios não esteróides (93), da naltrexona (94), da nalbufina (95), da buprenorfina (96), dos bloqueadores 0 (97) e do cetorolac (98).

II) Pares de iões

As moléculas de fármacos carregados não se dividem facilmente ou não penetram na pele humana. A formação de pares de iões lipofílicos tem sido investigada para aumentar a penetração de espécies carregadas no estrato córneo. Esta estratégia envolve a adição de uma espécie de carga oposta ao fármaco carregado, formando um par de iões em que as cargas são neutralizadas, de modo a que o complexo possa penetrar e permear o estrato córneo. O par de iões dissocia-se então na epiderme aquosa viável, libertando o fármaco carregado de origem, que pode difundir-se nos tecidos epidérmicos e dérmicos (99-100). A abordagem do par iónico foi investigada para aumentar a permeabilidade cutânea do metotrexato (101), do ácido retinóico (102), da cefalexina (103) e da lidocaína (100).

III) Sistemas eutécticos

O ponto de fusão de um fármaco influencia a solubilidade. De acordo com a teoria das soluções regulares, quanto mais baixo for o ponto de fusão, maior será a solubilidade de um material num determinado solvente, incluindo os lípidos da pele. O ponto de fusão de um sistema de administração de fármacos pode ser reduzido através da formação de uma mistura eutéctica. Um eutéctico binário é uma mistura de dois componentes que não interagem para formar um novo composto químico, mas que inibem, numa determinada proporção, o processo de cristalização um do outro, resultando num sistema com um ponto de fusão inferior ao de qualquer um dos componentes. Foram relatados vários sistemas eutécticos que contêm um potenciador de penetração como segundo componente, por exemplo, ibuprofeno com terpenos (104) e nicotinato de metilo (105), propranolol com ácidos gordos (106) e lignocaína com mentol (107). Em todos os casos, o ponto de fusão do fármaco foi reduzido para uma temperatura próxima ou inferior à da pele, aumentando assim a solubilidade do fármaco.

3.7.3.2. Melhoria da permeação com base eléctrica

I) Iontoforese

A administração de fármacos na circulação sistémica através da pele tem suscitado grande interesse durante a última década. A iontoforese é uma das abordagens físicas para melhorar a permeação transdérmica 108. A ideia de aplicar corrente eléctrica para aumentar a penetração de fármacos com carga eléctrica nos tecidos superficiais foi provavelmente originada por Pivati em 1747 (109). A iontoforese é um método não invasivo de aumentar a concentração de uma substância carregada, geralmente medicamentos ou agentes bioactivos, através de uma membrana biológica, mediante a aplicação de uma pequena corrente eléctrica (geralmente 0,5 mA/cm^2) (110-111). Os compostos de fármacos podem ser classificados quimicamente como iónicos, zwitteriónicos ou neutros. Os compostos iónicos podem ainda ser subdivididos em espécies catiónicas ou aniónicas. A proporção do composto que existe no estado iónico depende do facto de o composto ser um sal, um ácido ou uma base, dos valores de pKa ou pKb que lhe estão associados e do pH da solução/matriz em que se encontra (112). A lei de Coulomb afirma que "cargas semelhantes repelem-se", o que significa que, ao colocar uma solução catiónica sob o ânodo, quando é aplicada uma corrente, os iões positivos serão atraídos para o elétrodo catódico. O corpo humano conduz muito bem os sinais eléctricos, como o demonstra a ação neuronal. Assim, quando um elétrodo é aplicado na pele, a corrente flui através da pele e a substância iónica é atraída para o corpo (113).

A iontoforese é um processo simétrico que transporta iões através da pele em ambas as direcções. A iontoforese anódica ocorre quando um elétrodo anódico (carga + Ve) é colocado numa solução de fármaco com carga positiva (catiões) e o elétrodo catódico (carga - Ve) é colocado numa solução recetora num local próximo. A iontoforese catódica é o inverso da iontoforese anódica e envolve o movimento de um anião (Figura 1.8). Existem três vias possíveis através das quais o fármaco entra na circulação sistémica: transcelular (através das células), paracelular (à volta das células) ou vias apendiculares (glândulas sudoríparas, glândulas sebáceas ou folículos pilosos) (114). Os folículos pilosos têm diâmetros da ordem das dezenas de microns e podem apresentar vias de derivação para a permeação de iões através da camada mais externa altamente resistiva (stratum comeum) da epiderme (115). A um pH de 7,4, a pele está carregada negativamente (116) e, devido a esta carga negativa original nas camadas superficiais da pele, é relativamente fácil introduzir fármacos básicos (117). Assim, um ião carregado positivamente penetra mais facilmente na pele do que um anião de tamanho comparável (118). Três mecanismos principais melhoram o transporte molecular por iontoforese:

i. As espécies carregadas são conduzidas principalmente por repulsão eléctrica (migração) do elétrodo de condução (109),

ii. O fluxo de corrente eléctrica pode aumentar a permeabilidade da pele (32)

iii. O fluxo electroosmótico do solvente, que aumenta o fluxo de moléculas carregadas e neutras.

O fluxo electroosmótico ocorre do ânodo para o cátodo, aumentando assim o fluxo de fármacos com carga positiva (catiónicos) e possibilitando a administração de fármacos neutros (120). O fluxo de solvente indica que a iontoforese faz com que a água, um potenciador de penetração muito eficaz, entre no estrato córneo por electroosmose. Os fármacos dissolvidos podem ser transportados através da pele juntamente com a água penetrante durante a iontoforese (91).

Há um grande número de factores envolvidos no movimento de iões e moléculas através da pele quando é aplicado um campo elétrico. A eficiência do transporte depende principalmente da polaridade, da valência e da mobilidade das espécies carregadas, bem como da corrente eléctrica aplicada e dos componentes da formulação (32, 121). A importância relativa da electrorepulsão e da electroosmose depende das caraterísticas físico-químicas e eléctricas da membrana e do permeante.

Além disso, a carga negativa da pele pode ser reduzida, neutralizada ou mesmo invertida pela iontoforese de certas espécies catiónicas e lipofílicas (122). A pele comporta-se como um condensador num circuito elétrico, pelo que a corrente efectiva diminui com a duração da aplicação contínua de corrente contínua. Para evitar esta polarização, a iontoforese de corrente contínua pulsada tem sido utilizada com eficácia (123).

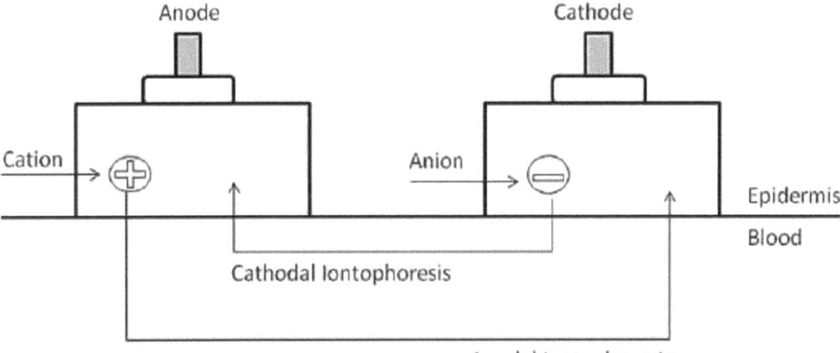

Figura 1.8: Iontoforese anódica e catódica

A iontoforese é um método de libertação controlada em que a taxa de administração do fármaco pode ser modulada após o início da administração (124) através da alteração da corrente aplicada, adaptando assim a terapia a condições específicas. A abordagem da iontoforese foi investigada para aumentar a permeabilidade cutânea da cetamina (125), do diclofenac (126), do flurbiprofeno (127), do metotrexato (128-129), da nafarelina (130), do maleato de timolol (131), etc. A iontoforese é frequentemente utilizada em combinação com vários métodos de administração de fármacos para melhorar o transporte transdérmico, que incluem potenciadores químicos, electroporação, sonoforese, microagulhas, materiais de permuta iónica, laser, etc. (132-133).

II) Electroporação

A administração transdérmica de fármacos é reforçada pela electroporação do stratum comeum (134). A electroporação da pele (electropermeabilização) (135) cria poros aquosos transitórios nas bicamadas lipídicas através da aplicação de impulsos eléctricos curtos (Figura 1.9). Estes poros proporcionam vias para a penetração de fármacos que atravessam diretamente a camada homogénea (136). Foram utilizados dois protocolos de impulsos principais para promover o transporte: aplicação intermitente de impulsos curtos de alta tensão (cerca de 1 ms e 100 V através da pele) e algumas aplicações de impulsos longos de média tensão (cerca de 100 ms e > 30 V através da pele) (137). Durante e após a rutura física das bicamadas lipídicas do stratum comeum, o transporte molecular ocorre por eletroforese (138), electroosmose (139) e/ou difusão (140). Seriam criadas novas vias aquosas no interior do stratum comeum devido à electroporação das suas bicamadas lipídicas (141). O transporte de moléculas através da pele transitoriamente permeabilizada ocorre então devido a diferentes mecanismos, principalmente por eletroforese e difusão reforçada38. Os efeitos térmicos podem estar envolvidos (142) e reconhece-se que o aquecimento Joule localizado associado à electroporação é suscetível de contribuir para o aumento da permeabilidade do stratum comeum através da fusão da cadeia lipídica. A electroporação aumenta a permeabilidade da administração transdérmica de moléculas grandes (143). O peso molecular dos permeantes influencia a via de transporte: quanto mais pequeno for o peso molecular, mais intracelular será a penetração.

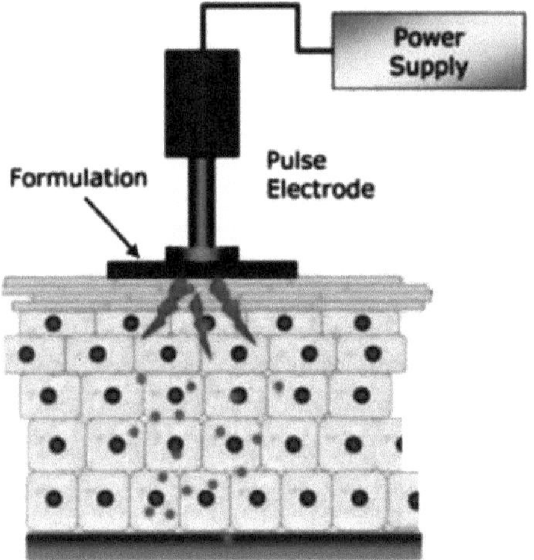

Figura 1.9: Representação esquemática da técnica de electroporação.

HI) Ultra-sons

A fonoforese, ou sonoforese, é uma técnica através da qual os ultra-sons terapêuticos são utilizados para introduzir agentes farmacológicos, geralmente fármacos anti-inflamatórios ou analgésicos, através da pele intacta nos tecidos subcutâneos (144). A energia ultra-sónica (a baixa frequência) perturba o empacotamento lipídico no stratum comeum por cavitação (32) (Figura 1.10).

A aplicação de ultra-sons de baixa frequência (20-100 kHz) aumenta a permeabilidade da pele de forma mais eficaz do que os ultra-sons de alta frequência (1-16 MHz). O mecanismo de permeação cutânea transdérmica envolve a rutura dos lípidos do stratum comeum, permitindo assim a passagem do fármaco através da pele. Foi observada uma redução correspondente na resistência da pele devido à cavitação, microfluxo e geração de calor (145). A tecnologia de ultra-sons inversos também pode ser utilizada para a extração de amostras de fluido intersticial para análise (146). A baixa frequência (20 kHz), em vez dos ultra-sons terapêuticos (1 MHz), aumenta o realce em mil vezes (147). Abaixo de um valor limite de cavitação (que depende das condições), a permeação é inversamente proporcional à frequência. Os ultra-sons terapêuticos são normalmente gerados por um transdutor que converte a energia eléctrica em ultra-sons, utilizando o princípio piezoelétrico. Os ultra-sons não atravessam os tecidos com 100% de eficiência e grande parte da energia é atenuada pelos processos duplos de dispersão e absorção. A quantidade de calor absorvida depende das caraterísticas de absorção do tecido a ser irradiado e da quantidade de energia ultra-sónica que o atravessa.

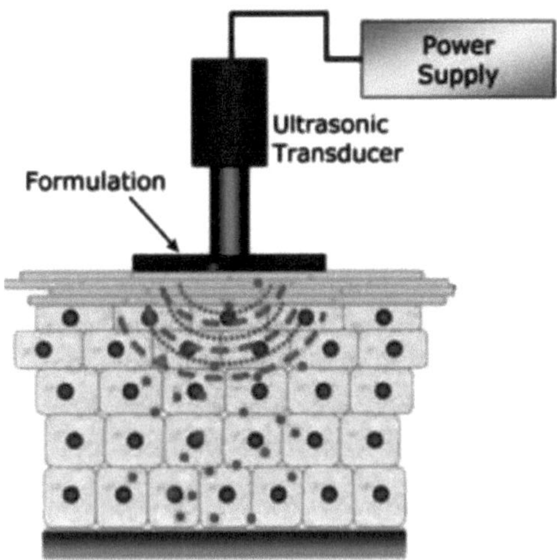

Figura 1.10: Representação esquemática da técnica de Sonoforese.

As intensidades utilizadas pelos aparelhos de terapia ultra-sónica aquecem os tecidos em alguns graus centígrados, o que se pensa ser um fator importante de qualquer efeito biológico. A absorção dos ultra-sons depende do peso molecular do material e das suas propriedades físicas (148). A propagação de uma onda ultra-sónica na pele tem duas consequências físicas principais: o aquecimento e a cavitação, e estes mecanismos podem estar ligados, uma vez que a cavitação pode provocar o aquecimento (149). A consequência geral é o aumento da permeabilidade da pele devido ao aumento da fluidez dos lípidos intercelulares por aquecimento ou tensão mecânica e/ou pelo aumento do espaço intercelular, ou pela criação de orifícios permanentes ou transitórios através dos comeócitos e queratinócitos como consequência da cavitação e/ou pela condução do fármaco e do veículo através da pele penneabilizada por convecção. Este aumento da permeabilidade da pele aos fármacos pode não persistir após o fim da sonicação (150). Outras investigações mostraram uma possível desativação das enzimas cutâneas pelos ultra-sons (151), o efeito da administração por impulsos, a cooperação sinérgica dos ultra-sons com a iontoforese (152), os potenciadores de penetração (153) e a electroporação (154), a fonoforese utilizada para sondar a contribuição relativa da via folicular para a penetração de permeantes hidrofílicos (155). Atualmente, é evidente que o efeito da ultrassonografia depende da natureza do fármaco, da base da formulação e das condições de aplicação dos ultra-sons (156).

IV) Ondas fotomecânicas

As ondas de pressão (transientes de pressão de elevada amplitude) geradas por lasers são uma das mais recentes plataformas de administração de medicamentos. Estas ondas de pressão são ondas de compressão, pelo que excluem os efeitos biológicos induzidos pela cavitação. A sua amplitude é da ordem das centenas de atmosferas (bar), enquanto a duração é da ordem dos nanossegundos a não muitos microssegundos, 100 ns^{-1} As. Além disso, o termo ondas fotomecânicas tem sido frequentemente utilizado para designar as ondas de pressão geradas por laser. As ondas de pressão têm sido utilizadas para permeabilizar a SC e facilitar o transporte de macromoléculas para a pele viável (157). Também se demonstrou que facilitam a administração de medicamentos em biofilmes microbianos (158). As PW também podem permeabilizar o envelope nuclear e facilitar o transporte de macromoléculas para o núcleo da célula (159). Uma única onda de pressão é adequada para permeabilizar o SC e permitir que as macromoléculas se difundam na epiderme e na derme (160). Além disso, os medicamentos administrados na epiderme podem entrar na vasculatura e produzir o efeito sistémico desejado. Por exemplo, a insulina administrada por ondas de pressão resultou na redução do nível de glucose no sangue durante muitas horas. As ondas de pressão podem facilitar a administração de macromoléculas, do tamanho de proteínas e de plasmídeos de ADN, na epiderme e em profundidade na derme. A PW não transporta o fármaco através do SC. A difusão do fármaco ocorre sob o gradiente de concentração através dos canais produzidos pela PW. O mecanismo de permeabilização é provavelmente causado pelo rompimento dos domínios hidrofílicos do SC. A aplicação de ondas de pressão não causou qualquer dor ou desconforto (161).

V) Magnetóforese

A magnetoforese utiliza as propriedades magnéticas dos materiais através da aplicação de um campo magnético numa membrana. O campo magnético fornece a força motriz para substâncias com qualquer uma das seguintes propriedades magnéticas: ferromagnetismo, paramagnetismo ou diamagnetismo (114). A abordagem de magnetoforese foi investigada para o sulfato de terbutalina (162).

VI) Micro-canalização por radiofrequência

Estas correntes de radiofrequência criaram uma série de microcanais ao longo do estrato córneo até à epiderme (163). A corrente eléctrica de alta frequência conduzida através do meio aquoso do estrato córneo gera calor que provoca uma remoção instantânea das células por baixo do elétrodo. Devido à elevada velocidade (1 ms por elétrodo), postula-se que apenas a condução de calor resulta na criação de microcanais, não ocorrendo outros mecanismos, como a reação eletroquímica. Pensa-se que a electroporação cutânea, que funciona com um ciclo de trabalho baixo e um campo elétrico pulsante de alta intensidade, também cria microcanais aquosos transitórios (138).

Isto forma microcanais de RF na camada exterior da pele através da ablação de células. Os microcanais são concebidos para penetrar apenas nas camadas exteriores da pele, onde não existem vasos sanguíneos ou terminações nervosas, resultando num traumatismo cutâneo e numa sensação neural mínimos (163). Os RFMicroChannels são formados rapidamente (num segundo), aumentando o conforto do utilizador. As dimensões e a densidade dos RFMicroChannels criados podem ser previstas e controladas cuidadosamente, dependendo dos requisitos do medicamento. Isto permite que a dosagem necessária do medicamento seja controlada com muita precisão (164).

I.7.3.3. Melhoria da permeação com base na estrutura

I) Microagulha

As microagulhas (MN) representam uma abordagem tecnológica única para melhorar a permeação de fármacos através do estrato córneo (165). O desenvolvimento de microagulhas suficientemente longas e robustas para penetrar apenas na camada mais externa da pele (estrato córneo), mas suficientemente curtas para evitar a estimulação dos nervos, tem o potencial de tornar mais eficaz a administração transdérmica de fármacos (166). As primeiras matrizes de microagulhas referidas na literatura foram gravadas numa pastilha de silicone e desenvolvidas para administração intracelular in vitro por Hashmi et al. Henry et al. (167) efectuaram o primeiro estudo para determinar se as microagulhas podiam ser utilizadas para aumentar a administração transdérmica de medicamentos.

Os microagulhas são classificados entre microagulhas sólidas ocas e não ocas (168). A maior parte do trabalho centrou-se na realização de orifícios microscópicos na pele através da inserção de microagulhas sólidas feitas de silicone ou metal. A abordagem "cutucar com adesivo" utiliza microagulhas para fazer orifícios e depois aplicar um adesivo transdérmico na superfície da pele. O transporte pode ocorrer por difusão ou, eventualmente, por iontoforese, se for aplicado um campo elétrico. Outra abordagem é a "coat and poke", em que as agulhas são primeiro revestidas com o fármaco e depois inseridas na pele. Não há reservatório de fármaco na superfície da pele; todo o fármaco a ser administrado está na própria agulha. Uma variação desta segunda abordagem é a "imersão e raspagem", em que as microagulhas são primeiro mergulhadas numa solução de fármaco e depois raspadas ao longo da superfície da pele para deixar o fármaco nas microabrasões criadas pelas agulhas (169).

As microagulhas que encapsulam o fármaco e subsequentemente se dissolvem ou degradam na pele foram fabricadas a partir de polímeros, como o ácido poliláctico-co-glicólico de degradação lenta e o açúcar de dissolução rápida (170). Para a infusão pura de fármacos, as microagulhas ocas fornecem meios para conduzir ativamente um fármaco líquido para o tecido, o que pode conduzir a taxas de administração muito mais rápidas que podem ser moduladas ao longo do tempo. O conjunto de microagulhas é aplicado na superfície da pele, de modo a que as microagulhas (normalmente com cerca de 150 pm de comprimento) (171) atravessem o stratum comeum sem ir muito mais fundo, devendo ser capazes de administrar fármacos nas regiões permeáveis da pele sem estimular os nervos que se encontram mais profundamente no tecido (172) (Figura 1.11). Uma vasta gama de compostos, como a calceína (623 Da), a insulina (6000Da), a BSA (66000Da) e as nanopartículas poliméricas, são administradas a taxas significativas através da pele permeabilizada por microagulhas microfabricadas (91). Foi efectuado um extenso trabalho sobre a administração de insulina utilizando microagulhas para modular o nível de glicose no sangue (173).

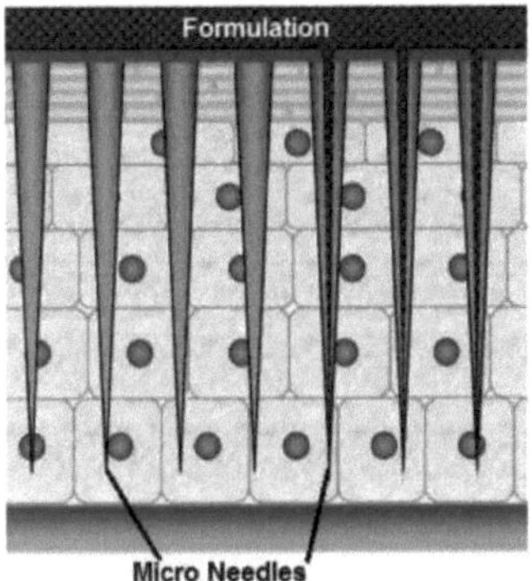

Figura 1.11: Esquema de microagulhas na pele.

II) Macroflux ®

A tecnologia Macroflux® é outro novo sistema de administração transdérmica de fármacos que a ALZA Corporation desenvolveu para administrar fármacos biofarmacêuticos de forma controlada e reprodutível, optimizando a biodisponibilidade e a eficácia sem desconforto significativo para o doente (174). O sistema incorpora uma matriz de microprojecção de titânio que cria uma via superficial através da camada de barreira da pele para permitir o transporte de proteínas terapêuticas e vacinas. Quando aplicadas na pele manualmente ou por um aplicador, as microprojecções penetram e criam vias superficiais através da camada de barreira da pele para permitir a administração de medicamentos. A matriz pode ser combinada com sistemas de administração passiva ou iontoforética (175).

III) Spray de dose calibrada Transdérmico

O spray transdérmico de dose calibrada (MDTS), originalmente desenvolvido no Victorian College of Pharmacy [Monash University (Parkville Campus), Parkville, Victoria, Austrália] e atualmente comercializado pela Acrux Limited (Melbourne, Victoria, Austrália), tem o potencial de expandir o crescimento do TDDS, alargando a aceitação dos doentes e as aplicações farmacêuticas para uma melhor administração transdérmica. O MDTS baseia-se na combinação de um potenciador de penetração química (AcrossTM) recentemente identificado como GRAS (geralmente reconhecido como seguro) e na dosagem tópica exacta e precisa de um veículo volátil e não volátil. Este MDTS pode ser classificado como um sistema TDD passivo melhorado (176). Trata-se de uma solução tópica composta por um veículo volátil e não volátil que contém o medicamento dissolvido numa solução monofásica. A aplicação de uma dose medida finita da formulação na pele intacta resulta na evaporação subsequente do componente volátil do veículo, deixando o restante do potenciador de penetração não volátil e o fármaco partirem rapidamente para o estrato córneo durante o primeiro minuto após a aplicação, resultando num reservatório de fármaco e potenciador no estrato córneo.

1.7.3.4. Melhoria da permeação baseada na velocidade:

I) Injecções sem agulha

Os primeiros injectores sem agulha já estavam disponíveis em 1866, quando a empresa francesa H. Galante fabricou um "Apparatus for aqua puncture" (176). As injecções de jato utilizam um fluxo de fluido a alta velocidade para perfurar a pele e administrar medicamentos por via intradérmica, subcutânea e intramuscular sem a utilização de uma agulha. As injecções de jato foram desenvolvidas pela primeira vez em 1940177. Verificou-se que estes dispositivos apresentam várias vantagens em aplicações humanas, incluindo uma entrega mais rápida dos compostos injectados ao sistema circulatório do que as injecções subcutâneas tradicionais (178). Um dispositivo de injeção a jato capaz de administrar doses controladas eletronicamente pode oferecer uma melhor consistência e reduzir a dor

(179). A injeção por jato é um importante método de administração sem agulha para a administração de insulina, hormona de crescimento humana e vacinas (180, 181). Alguns dos injectores sem agulha em desenvolvimento são o Intraject®, o Implaject®, o Jet Syringe®, o Iject®, o Mini-ject® e o Crossjet® (91).

II) Sistema Powder Ject

O sistema PowderJect pulveriza partículas sólidas (20-100 pm) através do stratum comeum para as camadas inferiores da pele, utilizando uma onda de choque supersónica de gás hélio. O sistema Powdeiject envolve a propulsão de partículas sólidas de medicamentos para a pele através de um fluxo de gás de alta velocidade. Este método sem agulha é indolor e não provoca hemorragias nem danos na pele (145). A utilização de gás comprimido para forçar partículas sólidas de fármacos através de um bocal divergente convergente utilizando hélio comprimido. Foram obtidas velocidades das partículas de fármaco até 800 m/s à saída do bocal. O ajuste da densidade do momento das partículas no fluxo de gás optimiza a profundidade de penetração das partículas de fármaco. A velocidade das partículas é controlada no interior do dispositivo por três parâmetros, nomeadamente a geometria do bocal, a resistência à rutura da membrana e a pressão do gás. O sistema Powdeiject é constituído por uma botija de gás que permite a entrada de gás hélio a alta pressão numa câmara na extremidade da qual se encontra uma cassete com o medicamento em pó entre duas membranas de policarbonato. Os principais produtos em desenvolvimento incluem a lignocaína e a levobupivacaína para anestesia local, proteínas (hormona folículo-estimulante e interferão-P) e vacinas contra a hepatite B, ADN e outras.

1.7.3.5. Melhoria da permeação com base em vesículas

Os sistemas vesiculares lipídicos são uma forma reconhecida de administração melhorada de fármacos na e através da pele. Foi avaliada uma variedade de sistemas vesiculares lipídicos, incluindo lipossomas, etossomas, niosomas e lipossomas deformáveis (transferossomas).

I) Lipossomas

Os lipossomas foram originalmente reconhecidos como corpos fechados e cheios de água constituídos por lípidos (182). Mezei e Gulusekharam propuseram a utilização de lipossomas para a administração de medicamentos na pele (183). Os lipossomas são vesículas microscópicas em bicamada, geralmente constituídas por fosfolípidos (principalmente fosfatidilcolina) e colesterol, que contêm porções hidrofílicas e lipofílicas e podem funcionar como transportadores de fármacos polares e não polares (91). Resumidamente, os lipossomas contêm uma ou mais bicamadas concêntricas que rodeiam um núcleo aquoso, gerando pequenas ou grandes vesículas unilamelares (SUV, LUV) ou vesículas multilamelares (MLV), respetivamente. O seu mecanismo de administração do fármaco está relacionado com a acumulação dos lipossomas e do fármaco acoplado no stratum comeum e nas camadas superiores da pele, com uma penetração negligenciável do fármaco nos tecidos mais profundos e na circulação sistémica. É possível que os lipossomas penetrem um pouco no estrato córneo e depois interajam com os lípidos da pele para libertar as moléculas do fármaco ou que apenas os seus componentes entrem no estrato córneo. É interessante verificar que os lipossomas mais eficazes são aqueles que são compostos por lípidos semelhantes aos lípidos do estrato córneo, que se espera que penetrem mais facilmente nas lamelas lipídicas do estrato córneo e se misturem com os lípidos endógenos. Em alguns casos, o sistema de administração de lipossomas é combinado com outras técnicas de reforço físico, como a electroporação (184). Foram descritos lipossomas como transportadores para a administração cutânea de estradiol (185), toxoide do tétano (186) e melatonina (187).

II) Etossomas

Os etossomas, inventados por Touitou (188), receberam este nome para realçar a presença de etanol numa estrutura vesicular. Os etossomas são lipossomas com elevado teor de etanol (até 45%). Penetram na pele e melhoram a administração de medicamentos em camadas profundas da pele ou por via sistémica (189). Os etossomas melhoram a administração por transporte passivo para as camadas profundas da pele e através da pele. As vesículas etossómicas possuem uma estrutura maleável e macia, que pode estar relacionada com o efeito de fluidificação do etanol nas bicamadas das vesículas de fosfolípidos. Touitou et al. (190) sugerem que o etanol também fluidifica as bicamadas lipídicas do stratum comeum. Devido ao efeito fluidificante do etanol, as vesículas etoposomais macias e maleáveis penetram então nas bicamadas lipídicas perturbadas do estrato córneo (32) e promovem a administração de agentes activos nas camadas profundas da pele e através da pele. As moléculas grandes carregadas e hidrofílicas foram compostos desafiantes testados com transportadores etossómicos (189).

III) Niosomas

Os niosomas utilizam tensioactivos não iónicos para formar vesículas (191). O transporte para a pele de compostos marcados com spin foi examinado por métodos de imagiologia por ressonância paramagnética eletrónica (192) e os aspectos mecânicos da administração cutânea de ciclosporina A foram avaliados por Waranuch et al. (193). As vesículas de tensioactivos não iónicos (niosomas) foram propostas pela primeira vez por Handjani-Vila et al. como sistemas para melhorar a acumulação da molécula ativa na pele e, assim, beneficiar os produtos cosméticos. Os niosomas foram descritos como transportadores para a administração cutânea de toxoide tetânico (186).

IX) Transfersomas

Os transfossomas, lipossomas deformáveis, a primeira geração de vesículas elásticas, foram introduzidos por Cevc et al. no início de 1990194. Os principais componentes destes sistemas são os fosfolípidos, um ativador de borda surfactante (como o colato de sódio), água e, por vezes, concentrações muito baixas de etanol (7%). Um ativador de borda é frequentemente um surfactante de cadeia simples que desestabiliza as bicamadas lipídicas das vesículas e aumenta a deformabilidade das bicamadas. O mecanismo de permeação cutânea pelos transferossomas envolve uma série de processos, que ocorrem quando o sistema é aplicado sem oclusão na pele. Os transferossomas desidratam-se na superfície da pele por evaporação, resultando numa diferença de pressão osmótica entre a região de maior concentração de água no interior da pele e a superfície quase seca da pele. Sugere-se que estas vesículas lipídicas poderiam evitar a tensão osmótica por desidratação, abrindo assim poros intercelulares estreitos no estrato córneo e penetrando na barreira. Assim, a administração sem oclusão é vital para permitir uma melhor libertação dos transferomas. Devido à presença da molécula de surfactante polar na fase lipídica do agregado, a vesícula deformável é capaz de se comprimir e forjar através dos pequenos poros (195).

O transferossoma altera a composição da sua membrana, tanto local como reversivelmente, quando passa através de poros estreitos (196). A passagem do transferossoma através dos poros normalmente confinantes é assim regida pelos princípios básicos da elastomecânica (197). A procura de humidade (hidrotaxia) dos transferossomas permite que o transportador faça passar mais de 50% do fármaco administrado por via epicutânea através da barreira cutânea (195). Outra explicação possível para o facto de os transferossomas só serem capazes de transportar moléculas em condições não oclusivas pode ser que, em resultado da evaporação da água do sistema de agregados de fosfolípidos de colato de sódio aplicado, são gerados sistemas micelares concentrados de colatos ou colatos-fosfolípidos, ou ambos. As micelas podem ainda delipidar o stratum comeum, criando pequenos poros através dos quais o fármaco pode penetrar. Os transferossomas foram descritos como transportadores para a administração cutânea de junção de proteínas gap (195), corticosteróides (198), interleucina-2 (196), toxoide tetânico (186) e vacina de ADN (199).

I.7.3.6. Diversos

I) Sistema de administração de fármacos controlado por calor

A utilização do calor para melhorar a absorção percutânea tem recebido uma atenção crescente nos últimos anos (200). O calor aumenta a temperatura da pele, o que leva a um aumento da microcirculação e da permeabilidade dos vasos sanguíneos, facilitando assim a transferência do fármaco para a circulação sistémica. A solubilidade do fármaco, tanto na formulação do adesivo como no interior da pele, aumenta com o aumento da temperatura. A Zars, Inc (Salt Lake City, UT, EUA) desenvolveu uma tecnologia que tira partido da capacidade do calor para aumentar a permeação transdérmica. Esta tecnologia é conhecida como sistema CHADD (Controlled Heat-aided Drug Delivery). O sistema CHADD é uma pequena unidade de aquecimento que pode ser colocada em cima de um adesivo tradicional. Uma reação de oxidação no interior da unidade fornece calor com uma intensidade e duração limitadas. A desvantagem desta tecnologia é o facto de o calor poder comprometer ligeiramente a função de barreira da pele (201-202).

II) Tatuagens medicadas

O Med-Tats é um novo meio de administração de compostos por via transdérmica e é produzido pela Lipper - Man Ltd (Morristown, N.J.). A tatuagem medicamentosa (Med-Tat) é uma modificação da tatuagem temporária que contém uma substância medicamentosa ativa para administração transdérmica. As Med-Tats são aplicadas na pele limpa e seca da mesma forma que as tatuagens temporárias tradicionais e, de acordo com a Lipper - Man Ltd, não são inestéticas, sendo antes atraentes e divertidas de usar. Os medicamentos e outros compostos utilizados nos protótipos de Med-Tats incluem acetaminofeno e vitamina C. A principal vantagem das tatuagens medicamentosas é a administração de medicamentos a crianças que não toleram as formas de dosagem mais tradicionais (203).

III) Abrasão da pele

A técnica de abrasão da pele envolve a remoção direta ou a rutura das camadas superiores da pele para facilitar a permeação de medicamentos aplicados topicamente. Alguns destes dispositivos baseiam-se em técnicas utilizadas por dermatologistas para o resurfacing superficial da pele, que são utilizadas no tratamento da acne, cicatrizes, hiperpigmentação e outras manchas cutâneas (204, 205). Os métodos de abrasão referidos na literatura incluem a utilização de tiras adesivas, almofadas abrasivas e microdermoabrasão. A microscopia pode produzir, de forma rápida e indolor, pequenos microcondutos abertos (pequenos orifícios) através de um fluxo de partículas inertes e afiadas sobre a pele (206). A Carlisle Scientific (Carlisle, MA) está atualmente a desenvolver um dispositivo portátil, semelhante a uma caneta, denominado microscissioner. Para além disso, a Med Pharm Ltd. (Charlbury, Reino Unido) desenvolveu recentemente um novo dispositivo de abrasão dérmica (D3S) para a administração de terapêuticas difíceis de formular, desde compostos hidrofílicos de baixo peso molecular a produtos biofarmacêuticos. Dados in vitro demonstraram que a aplicação do dispositivo pode aumentar a penetração da angiotensina na pele 100 vezes em comparação com a pele humana não tratada (91).

Aumento da permeabilidade à água da pele de ratos que foi submetida tanto à remoção de fita adesiva como à abrasão com lixa, e indicou que a primeira técnica causou mais danos à barreira do que a segunda (207), mas a lixiviação da desidrogenase láctica mostra que a punção com agulha no estrato córneo é muito mais segura do que a abrasão com lixa (208).

IV) Radiação laser

Este método envolve a exposição direta e controlada de um feixe de laser na pele, o que resulta na ablação do estrato córneo sem danificar significativamente a epiderme subjacente (209). Foi demonstrado que a remoção do estrato córneo através deste método melhora a administração de medicamentos lipofílicos e hidrofílicos (210). Foi desenvolvido um dispositivo laser portátil pela Norwood Abbey Ltd. (Victoria, Austrália) que foi aprovado pelos organismos reguladores dos EUA e da Austrália para a administração de um anestésico aplicado topicamente. No entanto, as alterações estruturais causadas por esta técnica ainda precisam de ser avaliadas em termos de segurança e reversibilidade, particularmente nas intensidades mais elevadas que podem ser necessárias para aumentar a penetração de solutos de grande peso molecular, onde existem provas de efeitos de ablação de nível mais profundo (211). O laser de érbio: ítrio-alumínio-gama (Er: YAG) promove a administração transdérmica de analgésicos narcóticos e insulina (212).

CAPÍTULO 2

Revisão da literatura

Muitos investigadores apresentaram literatura científica sobre a preparação de sistemas transdérmicos com vários polímeros e avaliaram a administração passiva e iontoforética de fármacos. Alguns deles são citados a seguir.

Siddaramaiah et al. (213) prepararam um penso transdérmico de cloridrato de propranolol com quitosano e HPMC isoladamente, bem como com misturas de polímeros. Os resultados mostraram que 98,4% do fármaco foi libertado do penso contendo HPMC apenas através da membrana de celofane.

Agrawal S. et al. (214) prepararam adesivos de tartarato de metoprolol a partir de diferentes polímeros, como polivinilpirrolidona, ftalato de acetato de celulose, ftalato de hidroxipropilmetilcelulose e etilcelulose. O adesivo contendo polivinilpirrolidona e ftalato de acetato de celulose apresentou uma libertação máxima (44%) do fármaco em 48 horas.

Ganga S. et al. (215) mostraram o efeito sinérgico da azona na administração transdérmica iontoforética de tartarato de metoprolol através da epiderme humana in vitro. A azona provocou um aumento do transporte do fármaco através da epiderme humana e o transporte foi aumentado 130 vezes durante a iontoforese em comparação com o fluxo passivo.

Vanbever R. et al. (216) demonstraram o efeito da electroporação na permeação do tartarato de metoprolol a partir da pele de ratos sem pêlos. Os resultados mostraram que a aplicação de uma única tensão longa e baixa (24-350V) era adequada para aumentar a permeação do fármaco. Mostraram que há um aumento de 1000 vezes na quantidade de metoprolol transportado através da pele.

Csoka G. et al. (217) fizeram os adesivos transdérmicos de tartarato de metoprolol com diferentes ésteres de ácidos gordos e a cinética de libertação mostrou um perfil de libertação do fármaco de ordem zero.

Hinds B. et al. (218) criaram adesivos transdérmicos de nanotubos de carbono alinhados que podem controlar o fluxo de medicamentos para a pele.

Wang Z. et al. (86) prepararam o adesivo transdérmico de tansulosina com uma matriz de polihidroxialcanoato contendo dendrímero e verificaram que o fármaco permeado a partir de uma matriz de polihidroxialcanoato era maior do que o do adesivo sem o dendrímero.

Tanwar Y. et al. (219) criaram adesivos transdérmicos de carvedilol com HPMC e intensificadores de permeação (Span 80 e Tween 80). Utilizaram membranas Eudragit RS100 e Eudragit RL100 para controlar a libertação do fármaco do penso. Os resultados mostraram que os adesivos transdérmicos constituídos pelo reservatório de fármaco HPMC com Span 80 como potenciador de permeação e membranas de controlo de taxa de Eudragit RS 100 e Eudragit RL100 demonstraram uma libertação sustentada e controlada do fármaco através da pele da cobaia durante os estudos de permeação in vitro.

Nair A. et al. (220) mostraram que o potencial da combinação de pró-fármacos e iontoforese foi avaliado para a administração transdérmica de metoprolol. A permeação passiva dos pró-fármacos e a iontoforese do fármaco puro mostraram maior permeação em todas as concentrações.

Gupta S. et al. (221) criaram formulações de tartarato de metoprolol utilizando hidroxipropilmetilcelulose e Eudragit RL e caracterizaram a espessura, a resistência à tração e o teor de fármaco, juntamente com cinética de libertação in vitro e estudos de permeação cutânea do fármaco. O sistema composto por Eudragit RL: hidroxipropilmetilcelulose em 40:60 apresenta 87,5 mg/h/cm2.

Aqil M. et al. (222) prepararam um sistema transdérmico de tipo matriz monolítica de tartarato de metoprolol utilizando Eudragit RL 100 e PVP K-30 através da moldagem de película num substrato de mercúrio e caracterizaram-no in vitro através de estudos de libertação do fármaco. Com base na libertação in vitro do fármaco e no desempenho da permeação cutânea, a formulação contendo Eudragit RL 100 e PVP K-30 (8:2) mostrou uma libertação de 94,5% do fármaco em 48 horas e foi considerada melhor do que as outras formulações.

Mukherjee B. et al. (223) criaram um sistema de administração transdérmica de dexametasona do tipo matriz utilizando misturas de duas combinações poliméricas diferentes, povidona e etilcelulose (EC) e Eudragit com PVP. Foram efectuados estudos físicos e de dissolução do fármaco in vitro. As formulações de PVP:EC proporcionaram uma libertação mais lenta e sustentada do fármaco do que as formulações de PVP:Eudragit durante os estudos de permeação cutânea e verificou-se que a formulação PVP:EC (1:5) proporcionou a libertação mais lenta do fármaco.

Varghese E. et al. (224) estudaram a iontoforese in vitro e in vivo de solução de diclofenac de sódio, solução de diclofenac de dietilamónio e Voveran Gel® e obtiveram uma maior permeação através da pele de rato em comparação com a difusão passiva. Obteve-se um aumento de 50% na permeação do fármaco nos estudos de libertação in vitro, enquanto se obteve um aumento de quase 20% na inibição do edema para diferentes formulações de diclofenac in vivo.

Wallace M. et al. (225) estudaram o início, a duração e a profundidade da anestesia local após a administração tópica de lidocaína utilizando a electroporação (EP), a electroincorporação (EI) e a iontoforese (IP) em voluntários saudáveis. A iontoforese foi realizada utilizando o elétrodo TransQi (lomed) e resultou numa maior profundidade de anestesia.

Mathy F. et al. (162) estudaram a penetração percutânea do flurbiprofeno administrado por iontoforese no rato sem pelo utilizando o elétrodo transdérmico logel™ (lomed). A administração por iontoforese demonstrou ser eficiente para administrar uma quantidade elevada de flurbiprofeno na derme e no tecido subjacente com uma taxa de entrada rápida, mantendo uma exposição plasmática baixa.

CAPÍTULO 3

Necessidade e objetivo do trabalho

O tartarato de metoprolol (TM) é um agente bloqueador seletivo dos receptores pl-adrenérgicos utilizado habitualmente na terapêutica anti-hipertensiva oral. Diminui a pressão arterial média através de uma redução do débito cardíaco produzida principalmente pelo abrandamento da frequência cardíaca. O metoprolol administrado por via oral é quase completamente absorvido (95%) e sofre uma eliminação hepática extensiva de primeira passagem, pelo que apenas 50% da dose inicial atinge a circulação sistémica. É um fármaco solúvel em água com uma semi-vida de cerca de 3-4 horas. Este fármaco é de natureza básica com um valor de pKa de 9,5 e um peso molecular de cerca de 685, pelo que é um candidato potencial para o presente trabalho sobre estudos transdérmicos.

O presente trabalho centrou-se na preparação de adesivos transdérmicos do tipo matriz de libertação sustentada de MT com diferentes polímeros como HPMC, Eudragit RL 100 e Eudragit RS 100 e na caraterização dos mesmos através de vários parâmetros físico-químicos como espessura, planicidade, teor de humidade, absorção de humidade, difusão in vitro, irritação cutânea e estudos de estabilidade. O trabalho também se centrou na administração transdérmica iontoforética de tartarato de metoprolol. A iontoforese melhora o transporte transdérmico de fármacos através de eletroforese, electroosmose ou difusão melhorada. Por outro lado, os potenciadores químicos aumentam o transporte transdérmico do fármaco através de vários mecanismos diferentes, incluindo o aumento da solubilidade do fármaco, o aumento da partição do fármaco no stratum comeum, a fluidização das bicamadas lipídicas e a perturbação das proteínas intracelulares. Foi observado o efeito sinérgico da iontoforese e do potenciador de penetração química na permeação do fármaco através da pele de rato sem pelo.

Uma necessidade comum no desenvolvimento de novos dispositivos transdérmicos é a administração controlada de fármacos, de modo a que a taxa de entrada do fármaco na corrente sanguínea seja previsível e reprodutível. Os sistemas terapêuticos transdérmicos actuam como reservatórios de fármacos e controlam a taxa de penetração do fármaco na pele e a subsequente permeação na circulação sanguínea.

Assim, os principais objectivos do nosso estudo foram

- Preparar pensos transdérmicos de MT com uma combinação de polímeros hidrofílicos (HPMC) e lipofílicos (Eudragit RL 100 e Eudragit RS 100).
- Estudar o efeito da iontoforese na libertação de MT através da pele de rato com célula de difusão modificada e o possível efeito sinérgico de um potenciador de penetração química e da iontoforese no transporte transdérmico do MT.

CAPÍTULO 4

Perfil do medicamento e dos excipientes

Perfil do medicamento

Tartarato de metoprolol (226-229)

Denominação química: (RS)-l-isopropilamino-3-p- (2-metoxietil) fenoxipropano-2-ol (2R, 3R)-tartarato.

Fórmula molecular: (CisFbsNCh^, C4H6O6

Peso molecular: 684,82

Fórmula estrutural:

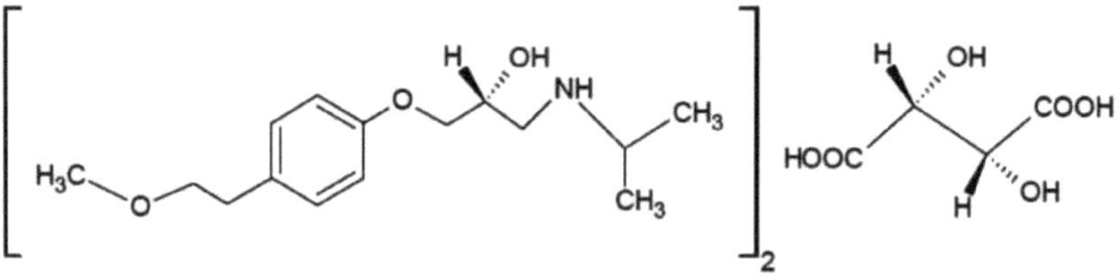

Figure 4.1: Fórmula estrutural do tartarato de metoprolol.

Descrição

Cor: Pó cristalino branco ou cristais incolores

Odor: Inodoro

Ponto de fusão: Derrete entre 121 °C e 124°C

Solubilidade: Muito solúvel em água; muito solúvel em etanol (95%), em clorofórmio e em diclorometano; ligeiramente solúvel em acetona; praticamente insolúvel em éter.

Utilizações terapêuticas

Utilizado isoladamente ou em combinação com outros agentes anti-hipertensivos, para o tratamento da hipertensão, tratamento a longo prazo da angina de peito, enfarte do miocárdio.

Mecanismo de ação

Bloqueia os receptores beta, afectando principalmente o sistema cardiovascular (diminui a frequência cardíaca, diminui a contratilidade, diminui a pressão arterial) e os pulmões (promove o broncoespasmo). Diminui a pressão arterial média através de uma redução do débito cardíaco produzida principalmente pelo abrandamento da frequência cardíaca. Os mecanismos propostos para a ação anti-hipertensiva incluem a supressão da atividade da renina plasmática, a inibição do sistema nervoso simpático central e a redução do débito cardíaco através de uma diminuição da contratilidade do miocárdio e da frequência cardíaca.

Parâmetro farmacocinético

O metoprolol é rápida e completamente absorvido a partir do trato gastrointestinal, mas está sujeito a um metabolismo de primeira passagem considerável, com uma biodisponibilidade de cerca de 50%. As concentrações plasmáticas máximas variam muito e ocorrem cerca de 1,5 a 2 horas após uma dose oral única. É moderadamente lipossolúvel. O metoprolol é amplamente distribuído; atravessa a barreira hemato-encefálica e a placenta, e é distribuído no leite materno. Está ligado às proteínas plasmáticas em cerca de 12%. É extensivamente metabolizado no fígado, principalmente pela isoenzima CYP2D6 do citocromo P450, e sofre desaminação oxidativa, O-desalquilação seguida de oxidação e hidroxilação alifática. Os metabolitos são excretados na urina juntamente com apenas pequenas quantidades de metoprolol inalterado.

Interação medicamentosa

Barbitúricos: A biodisponibilidade do metoprolol pode diminuir.

Cimetidina: Pode aumentar os níveis de metoprolol.

Clonidina: Pode aumentar ou inverter o efeito anti-hipertensivo; podem ocorrer situações potencialmente perigosas para a vida, especialmente na retirada abrupta da clonidina.

Hidralazina: Os níveis séricos de ambos os medicamentos podem aumentar.

Lidocaína: Os níveis de lidocaína podem aumentar, conduzindo a toxicidade.
AINEs: Alguns agentes podem afetar o efeito anti-hipertensivo.
Prazosina: A hipotensão ortostática pode aumentar. Propafenona, quinidina, tioaminas:
Os efeitos do metoprolol podem aumentar.
Rifampicina: Pode diminuir os efeitos do metoprolol.
Verapamil: Os efeitos de ambos os medicamentos podem aumentar.

Efeitos adversos

Cardiovasculares: Hipotensão; edema; rubor; bradicardia.
Sistema Nervoso Central: Dor de cabeça; fadiga; tonturas; depressão; letargia; sonolência; esquecimento; lepidez; vertigem; parestesias.
Dermatológico: Erupção cutânea; eritema facial; alopécia; urticária; prurido.
Ouvido Olho Nariz Garganta: Olhos secos; perturbações visuais.
Gastrointestinal: Náuseas; vómitos; diarreia.
Geniturinário: Impotência; retenção urinária; dificuldade em urinar.
Respiratório: Broncoespasmo; dispneia; pieira.
Outros: Aumento da resposta hipoglicémica à insulina; cãibras musculares; astenia; pode mascarar sinais hipoglicémicos; lúpus eritematoso sistémico.

Regime de dosagem

Hipertensão: 100 mg/dia em dose única ou dividida inicialmente; manutenção: 100-450 mg/dia. Angina: 100 mg/dia em 2 doses divididas inicialmente; manutenção: 100-400 mg/dia.
Infarto do miocárdio: Injeção IV em bólus de 5 mg lentamente; pode repetir a cada 2 minutos até um total de 15 mg. Se tolerado, administrar 50 mg de 6 em 6 horas, com início 15 minutos após a última dose IV; continuar durante 48 horas, seguido de 100 mg de duas em duas semanas durante 1-3 meses. Se o doente for intolerante à dose IV completa, administrar 25-50 mg de 6 em 6 horas, com início 15 minutos após a última dose IV.
Preparações comercializadas: Lopressor, Toprol-XL, Revelol, Metolar, Betaloe, Selopres

4.2. Perfil dos excipientes

1) Hidroxipropilmetilcelulose (230-232)

Nomes não proprietários

BP: Hipromelose
JP: Hidroxipropilmetilcelulose
PhEur: Hypromellosum
USP: Hipromelose

Sinónimos Benecel MHPC, hidroxipropilmetilcelulose, HPMC, Methocel, éter de metilcelulose propilenoglicol, metil-hidroxipropilcelulose, Metolose, Tylopur.

Denominação química Éter metílico hidroxipropílico de celulose

Peso molecular O PhEur 2005 descreve a hipromelose como uma celulose parcialmente O-metilada e O-(2 hidroxi propilada). Está disponível em vários graus que variam em termos de viscosidade e extensão da substituição. O peso molecular é de aproximadamente 10000-1500000.

Fórmula estrutural

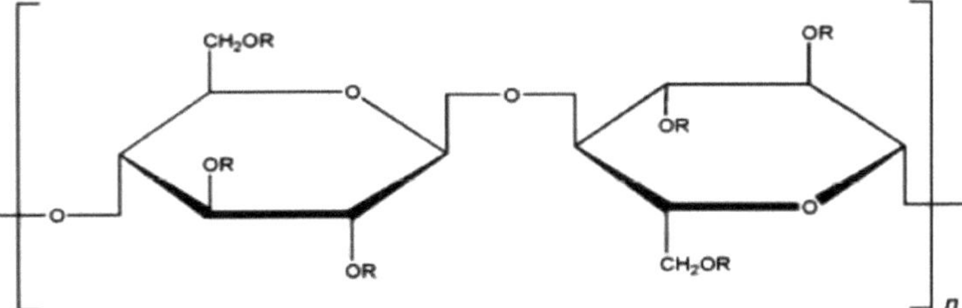

Figure 4.2: Fórmula estrutural da HPMC.
Em que R é H, CH_3 , ou CH_3 CH (OH) CH_2

Descrição A hipromelose é um pó fibroso ou granular branco ou branco-creme, inodoro e insípido.

Solubilidade Solúvel em água fria, formando uma solução coloidal viscosa; praticamente insolúvel em clorofórmio, etanol (95%) e éter, mas solúvel em misturas de etanol e diclorometano, misturas de metanol e diclorometano e misturas de água e álcool. Alguns graus de hipromelose são solúveis em soluções aquosas de acetona, em misturas de diclorometano e 2-propanol e noutros solventes orgânicos.
Categoria funcional Agente de revestimento; formador de película; polímero de controlo da taxa de libertação sustentada; agente estabilizador; agente de suspensão; aglutinante de comprimidos; agente de aumento da viscosidade.
Teor de humidade A hipromelose absorve a humidade da atmosfera; a quantidade de água absorvida depende do teor de humidade inicial, da temperatura e da humidade relativa do ar circundante.
Aplicações A hipromelose é amplamente utilizada em formulações farmacêuticas orais, oftálmicas e tópicas. Nos produtos orais, a hipromelose é utilizada principalmente como aglutinante de comprimidos, no revestimento por película e como matriz para utilização em formulações de comprimidos de libertação prolongada. Concentrações entre 2% e 5% w/w podem ser utilizadas como aglutinante em processos de granulação húmida ou seca. Os graus de elevada viscosidade podem ser utilizados para retardar a libertação de fármacos de uma matriz a níveis de 10-80% p/p em comprimidos e cápsulas. A hipromelose é também utilizada como agente de suspensão e espessamento em formulações tópicas. A hipromelose é também utilizada como emulsionante, agente de suspensão e agente estabilizador em géis e pomadas tópicos. Além disso, a hipromelose é utilizada no fabrico de cápsulas, como adesivo em ligaduras de plástico e como agente humidificante para lentes de contacto duras. É também muito utilizada em cosméticos e produtos alimentares.

II) Eudragits (230-233)

Nomes não proprietários

"Copolímero de metacrilato de amónio tipo A" (Eudragit RL 100) Ph. Eur.
"Copolímero de metacrilato de amónio tipo B" (Eudragit RS 100) Ph. Eur.
"Copolímero de metacrilato de amónio, tipos A e B" USP/NF
"Copolímero de aminoalquilmetacrilato RS" JPE
"Copolímero de ácido metacrílico e acrilato de metilo" BP

Sinónimos Acryl-EZE; Acryl-EZE MP; Eastacryl 30D; Eudragit; Kollicoat MAE 30 D; Kollicoat MAE 30 DP; metacrilatos poliméricos.

Nome químico

Eudragit RL 100: Poli(acrilato de etilo, metacrilato de metilo, cloreto de metacrilato de trimetilamónio etilo) 1:2: 0.2.

Eudragit RS 100: Poli(acrilato de etilo, metacrilato de metilo, cloreto de metacrilato de trimetilamónio etilo) 1 : 2 : 0.1.

Peso molecular O peso molecular médio é de aproximadamente 150000.

Estrutura química O Eudragit RL 100 e o Eudragit RS 100 são copolímeros de ésteres de ácido acrílico e de ácido metacrílico com um baixo teor de grupos de amónio quaternário. Os grupos de amónio estão presentes como sais e tornam o polímero permeável.

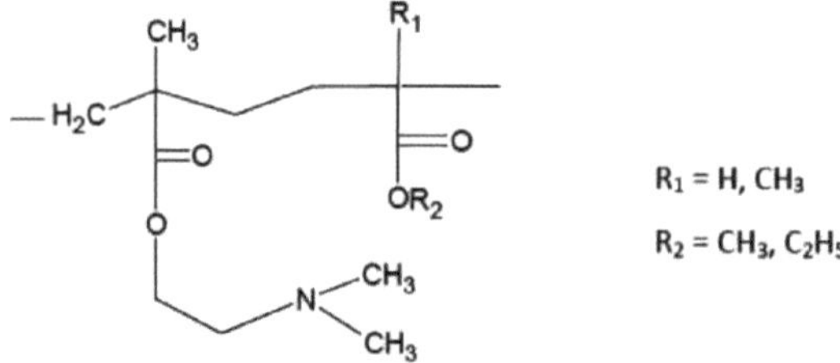

$R_1 = H, CH_3$

$R_2 = CH_3, C_2H_5$

Figura 4.3: Estrutura química do Eudragit.

Descrição Eudragit RL 100 e Eudragit RS 100: grânulos incolores, límpidos a turvos, com um ligeiro odor a amina.

Eudragit RL 100: 8,85 - 11,96 % de unidades de metacrilato de amónio na substância seca (DS)
Valor alcalino: 23,9 - 32,3 mg KOH por g DS
Eudragit RS 100: 4,48 - 6,77 % de unidades de metacrilato de amónio em DS.

Valor alcalino: 12,1 -18,3 mg KOH por g DS
Solubilidade 1 g da substância dissolve-se em 7 g de metanol aquoso, etanol e álcool isopropílico (contendo aproximadamente 3 % de água), bem como em acetona, acetato de etilo e cloreto de metileno, dando origem a soluções límpidas a turvas. As substâncias são praticamente insolúveis em éter de petróleo, hidróxido de sódio 1 N e água.
Categoria funcional Formador de película; aglutinante de comprimidos; diluente de comprimidos.
Aplicações Os polimetacrilatos são utilizados principalmente em formulações orais de cápsulas e comprimidos como agentes de revestimento de película. Dependendo do tipo de polímero utilizado, podem ser produzidas películas com diferentes caraterísticas de solubilidade.

III) Dimetilsulfóxido (231)

Nomes não proprietários
BP: Dimetilsulfóxido
PhEur: Dimetilis sulfoxidum
USP: Dimetilsulfóxido
Sinónimos Deltan; dimexido; dimetilsulfóxido; DMSO; Kemsol; metilsulfóxido; Rimso-50; sulfinilbismetano
Denominação química Sulfinilbismetano
Fórmula empírica C2H6OS
Peso molecular 78,13
Fórmula estrutural

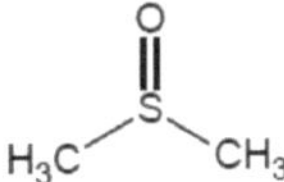

Figura 4.4: Estrutura química do DMSO.
Descrição
O dimetilsulfóxido apresenta-se como um líquido incolor e viscoso, ou como cristais incolores que são miscíveis com água, álcool e éter. O material tem um sabor ligeiramente amargo com um travo doce e é inodoro, ou tem um ligeiro odor caraterístico.
Categoria funcional Intensificador de penetração, solvente.
Solubilidade Miscível com água com evolução de calor; também miscível com etanol (95%), éter e a maioria dos solventes orgânicos; imiscível com parafinas, hidrocarbonetos. Praticamente insolúvel em acetona, clorofórmio, etanol (95%) e éter.
Aplicações O dimetilsulfóxido é uma substância altamente polar, aprótica e, portanto, sem propriedades ácidas e básicas. Tem propriedades solventes excepcionais para componentes orgânicos e inorgânicos, que derivam da sua capacidade de se associar a espécies iónicas e a moléculas neutras que são polares ou polarizáveis. O dimetilsulfóxido aumenta a penetração tópica dos fármacos devido à sua capacidade de deslocar a água ligada do estrato córneo.

IV) Citrato de trietilo (231)

Nomes não proprietários
BP: Citrato de trietilo
PhEur: Triethylis citras
USPNF: Citrato de trietilo
Sinónimos Ácido cítrico, éster etílico; Citroflex 2; Citrofol AI; El505; Hydagen CAT; TEC.
Denominação química Ácido 2-hidroxi-l,2,3-propanotricarboxílico, éster trietílico
Fórmula empírica C H O12207
Peso molecular 276,29
Fórmula estrutural

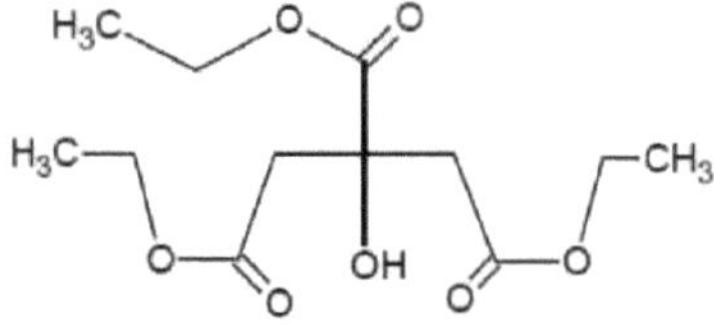

Figura 4.5: Estrutura química do citrato de trietilo.

Categoria funcional Plastificante

Descrição O citrato de trietilo é um líquido oleoso, límpido, inodoro e praticamente incolor.

Solubilidade Solúvel 1 em 125 de óleo de amendoim, 1 em 15 de água. Miscível com etanol (95%), acetona e propan-2-ol.

Aplicações O citrato de trietilo e os ésteres relacionados citrato de acetiltrietilo, citrato de tributilo e acetiltributilo são utilizados para plastificar polímeros em revestimentos farmacêuticos formulados. As aplicações de revestimento incluem cápsulas, comprimidos, esferas e grânulos para mascarar o sabor, libertação imediata, libertação sustentada e formulações entéricas. O citrato de trietilo é também utilizado como aditivo alimentar direto para aromatização, para solvência e como agente ativo de superfície.

CAPÍTULO 5

Trabalho experimental

Tabela 5.1: Lista de medicamentos e excipientes

Sr. No.	Drug and Excipients	Company Name
1	Metoprolol Tartrate	Sun Pharmaceutical Ltd., Mumbai
2	Hydroxypropylmethylcellulose (6cPs)	Colorcon Asia Pvt. Ltd., Goa
3	Eudragit RL 100	Degussa India Pvt. Ltd., Mumbai
4	Eudragit RS 100	Degussa India Pvt. Ltd., Mumbai
5	Triethyl Citrate	Sd Fine Chem, Mumbai
6	Dimethyl Formamide	Loba Chemie, Mumbai
7	Methanol	Spectrochem Pvt. Ltd., Mumbai
8	CoTran 9720 film	3M Corporation, MN (USA)
9	1022 Release liner	3M Corporation, MN (USA)
10	9722L PVC Foam Tape	3M Corporation, MN (USA)
11	$TransQ^{E}$	Iomed Inc., Salt Lake City (USA)
12	Cellulose Acetate membrane (0.45μ)	Sartorius Inc., Germany
13	Sodium Chloride	Poona Chemical Laboratory, Pune
14	Sodium Hydroxide	Pure Chem, Pune
15	Potassium Monobasic Phosphate	Research Lab, Mumbai
16	Aluminum Chloride	Pure Chem, Pune
17	n-Octanol	Sd Fine Chem, Mumbai

Todos os outros produtos químicos utilizados eram de grau analítico (AR) e foram utilizados tal como recebidos, sem qualquer modificação.

Quadro 5.2: Lista de equipamentos e instrumentos

Sr. No.	Equipments and Instruments	Make
1	Digital Analytical balance	Shimadzu, Japan
2	UV-Visible double beam spectrophotometer	Jasco, Japan
3	FTIR Spectrophotometer	Shimadzu, Japan
4	Orbital shaking incubator	Remi, Mumbai
5	Programmable environmental test chamber	Remi, Mumbai
6	Digital vernier caliper	Mitutoyo, Japan
7	Melting point apparatus	Veego, Mumbai
8	Magnetic stirrer with hot plate	SpectraLab, Mumbai
9	Desiccator	Fabricated
10	Ultrasonicator	SpectraLab, Mumbai
11	Direct Current source	Fabricated
12	Tensile strength apparatus	Fabricated

5.1. Caracterização do tartarato de metoprolol

5.1.1. Ponto de fusão

O ponto de fusão do medicamento foi determinado utilizando o aparelho de ponto de fusão.

5.1.2. Análise dos espectros de infravermelhos

O espetro de infravermelhos do tartarato de metoprolol foi determinado utilizando o espetrofotómetro de infravermelhos com transformada de Fourier (FTIR-4100, Shimadzu), utilizando o método de dispersão de KBr. A correção da linha de base foi efectuada utilizando brometo de potássio seco. Em seguida, foi efectuado o espetro da mistura seca de fármaco e brometo de potássio.

5.1.3. Preparação da curva-padrão do tartarato de metoprolol

Foi preparada uma curva padrão dissolvendo 10 mg de tartarato de metoprolol em 100 ml de tampão fosfato pH 7,4. Diluiu-se posteriormente para obter concentrações padrão de 5, 10, 15, 20, 25, 30, 35, 40, 45 e 50 pg/ml. A absorvância foi medida utilizando o espetrofotómetro de feixe duplo UV-Visível (V-530, Shimadzu) a 276 nm.

5.1.4. Determinação do coeficiente de partição Octanol:Tampão fosfato pH 7,4

O estudo do coeficiente de partição foi efectuado utilizando o n-octanol como fase oleosa e o tampão fosfato pH 7,4 como fase aquosa. As duas fases foram misturadas em quantidades iguais e foram saturadas uma com a outra num agitador mecânico a 37°C durante 24 horas. Colocou-se um volume igual (25 ml) das duas fases em frascos cónicos e adicionou-se 5 mg de fármaco a cada um. Os frascos foram agitados a 37°C durante 6 horas. As duas fases foram separadas e, em seguida, analisadas quanto aos respectivos teores de fármaco (234).

5.2. Métodos

5.2.1. Estudo de interação fármaco-excipiente

O fármaco puro (tartarato de metoprolol) e os polímeros individuais (HPMC, ERL e ERS) foram misturados com KBr de grau IR na proporção de 100:1 e dispersos uniformemente, tendo os espectros de infravermelhos sido determinados numa gama de números de onda de 4000-650 cm^{-1} utilizando o espetrofotómetro de infravermelhos com transformada de Fourier. A correção da linha de base foi feita utilizando brometo de potássio seco. O espetro de infravermelhos da mistura física de fármaco puro e polímeros foi determinado para mostrar qualquer interação possível entre eles.

5.2.2. Preparação de adesivos transdérmicos

Os adesivos transdérmicos foram preparados por técnicas de moldagem de película em mercúrio (235, 236). As películas transdérmicas foram compostas por Eudragit RS 100: HPMC e Eudragit RL 100: HPMC com 20 % wt/wt de tartarato de metoprolol e 5% wt/wt de plastificante, citrato de trietilo. Foi utilizado um desenho fatorial completo 3^2 para formular os adesivos transdérmicos, a fim de mostrar o efeito de diferentes misturas de polímeros hidrofílicos e hidrofóbicos na libertação do fármaco a partir do sistema terapêutico transdérmico de tipo matriz de MT. Os ingredientes hidrofílicos foram dissolvidos em água e os ingredientes hidrofóbicos foram dissolvidos numa mistura de dimetilformamida (DMF): metanol (60:40) e, em seguida, misturaram ambas as soluções e agitaram-nas num agitador magnético para obter uma mistura homogénea.

A solução resultante foi vertida numa placa de Petri contendo mercúrio. O solvente foi deixado evaporar a 40°C durante 24 horas para obter uma película transdérmica medicamentosa. Foi aplicada uma fita de espuma de PVC 9772L (adesivo) e um liner de libertação (3M™ Scotchpack™ 1022) em ambos os lados da película e foi colocada uma placa de base oclusiva (3M™ Scotchpack™ 9733) entre o adesivo e a película para evitar a possível interação do fármaco com o adesivo e para completar o sistema terapêutico transdérmico de MT. Os adesivos transdérmicos de metoprolol preparados foram armazenados num dessecador até à sua posterior utilização. A representação esquemática da matriz do penso transdérmico preparado é mostrada na Figura 5.1.

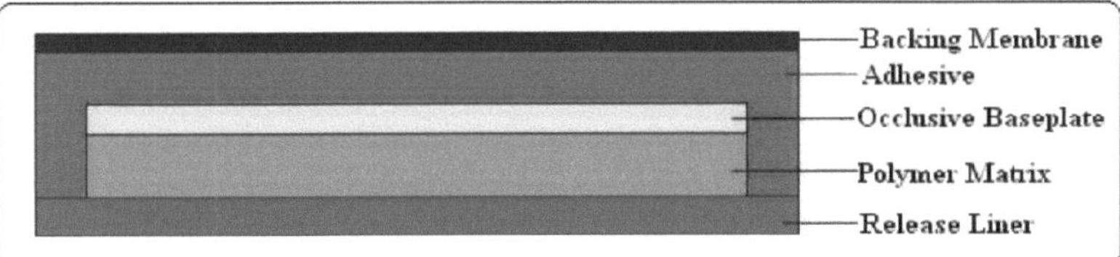

Figura 5.1: Representação das diferentes camadas da matriz do penso transdérmico.

5.2.3. Conceção fatorial

Neste estudo foi utilizado um desenho fatorial de 3^2 e foram avaliados 2 factores, cada um com 3 níveis; foram realizados lotes experimentais com todas as 9 combinações possíveis. No Grupo A, a quantidade de HPMC (XI) e ERL (X2) foram selecionadas como variáveis independentes, enquanto no Grupo B a quantidade de HPMC (XI) e ERS (X2) foram selecionadas como variáveis independentes. A resistência à dobragem, a resistência à tração, o teor de humidade, a absorção de humidade e a difusão do fármaco foram selecionados como variáveis dependentes para ambos os grupos. Os dados foram submetidos à metodologia de superfície de resposta 3-D no PCP Disso 2.08 para determinar o efeito dos tipos e da quantidade de polímeros nas várias variáveis dependentes. O esquema do desenho experimental fatorial completo é apresentado na Tabela 5.3. Os valores das variáveis num desenho fatorial de 3^2 estão indicados na Tabela 5.4. Foi utilizado um modelo estatístico que incorpora termos interactivos e polinomiais para calcular as respostas.

$$Y = b_0 + b_1X_1 + b_2X_2 + b_{12}X_1X_2 + b_{11}X_1X_1 + b_{22}X_2X_2$$

Em que Y é a variável dependente, bo é a resposta média aritmética das 9 tentativas e bi é o coeficiente estimado para o fator Xi correspondente, que representa o resultado médio da alteração de um fator de cada vez, do seu valor mais baixo para o mais alto. O termo de interação (X1X2) mostra como a resposta muda quando 2 factores são alterados simultaneamente. Os termos polinomiais (X1X1 e X2X2) são incluídos para investigar a não linearidade.

Tabela 5.3: Esquema do desenho experimental fatorial completo

Trials	Variables Level in Coded Form	
	X_1	X_2
1	- 1	- 1
2	- 1	0
3	- 1	+ 1
4	0	- 1
5	0	0
6	0	+ 1
7	+ 1	- 1
8	+ 1	0
9	+ 1	+ 1

Tabela 5.4: Quantidade de variáveis num 3^2 Design Fatorial

Coded Level	- 1	0	+ 1
X_1 : HPMC (mg)	400	500	600
X_2* : ERL or ERS (mg)	400	500	600

*Para o Grupo A: X2 é ERL e para o Grupo B: X2 é ERS.

5.3. Caracterização física de filmes transdérmicos

Foram determinados os parâmetros físicos dos sistemas terapêuticos transdérmicos preparados, tais como a espessura, a planicidade, a resistência à dobragem, a resistência à tração, o teor de humidade, a absorção de humidade e o teor de fármaco.

5.3.1. Espessura

A espessura das manchas foi medida utilizando um micrómetro digital (Mitutoyo, Japão) em três locais diferentes e o valor médio foi calculado (237).

5.3.2. Resistência à dobragem

A resistência à dobragem dos adesivos foi determinada dobrando repetidamente uma pequena tira de película (2 cm x 2 cm) no mesmo sítio até se partir. O número de vezes que a película pôde ser dobrada no mesmo sítio sem se partir foi o valor da resistência à dobragem da película transdérmica preparada (219).

5.3.3. Resistência à tração

Utilizando um aparelho concebido em laboratório, foi efectuado um teste de resistência à tração para películas transdérmicas. A resistência à tração foi determinada utilizando um sistema de roldanas modificado. A representação esquemática do sistema de roldanas para a determinação da resistência à tração é mostrada na Figura 5.2. Contém duas pinças, uma fixa e outra móvel. A tira do remendo (2x1 cm^2) foi cortada e mantida entre estas duas pinças. O peso foi gradualmente aumentado na panela, de modo a aumentar a força de tração até o remendo se partir. A força necessária para quebrar a película foi considerada como resistência à tração e foi calculada como $kg/cm.^2$

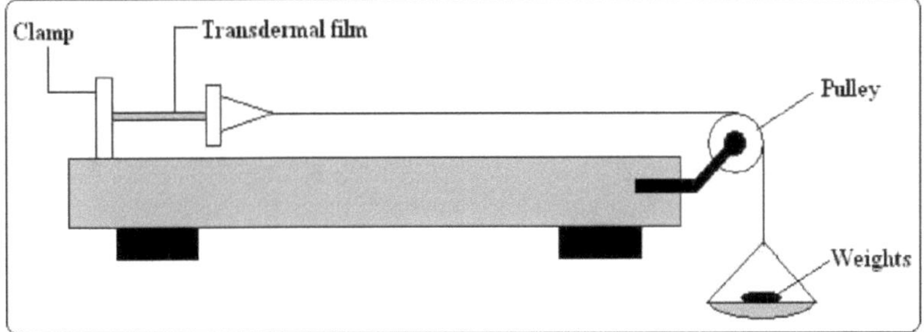

Figura 5.2: Ilustração esquemática do aparelho de resistência à tração

5.3.4. Planicidade

Foram cortadas três tiras longitudinais de cada película, uma do centro, uma do lado esquerdo e a terceira do lado direito. O comprimento de cada tira foi medido e a variação do comprimento devido à não uniformidade do nivelamento foi medida através da determinação da percentagem de constrição, sendo 0% de constrição equivalente a 100% de nivelamento (238).

$$Constrição\ (\%) = \frac{l_1 - l_2}{l_2} \times 100$$

Onde, li é o comprimento inicial de cada tira e h é o comprimento final.

5.3.5. Percentagem do teor de humidade

As películas foram pesadas individualmente e mantidas num exsicador com sílica activada à temperatura ambiente durante 24 horas. As películas individuais foram pesadas repetidamente até apresentarem um peso constante. A percentagem de humidade foi calculada como a diferença entre o peso inicial e o peso final em relação ao peso final (239).

$$Percentagem\ de\ humidade = \frac{Peso\ inicial - Peso\ final}{Peso\ final} \times 100$$

5.3.6. Percentagem de absorção de humidade

Uma película pesada, mantida num exsicador à temperatura ambiente durante 24 horas, foi retirada e exposta a 84% de humidade relativa (uma solução saturada de cloreto de alumínio) num exsicador até se obter um peso constante para a película. A percentagem de absorção de humidade foi calculada como a diferença entre o peso final e o peso inicial em relação ao peso inicial (240).

$$Percentagem\ de\ absorção\ de\ humidade = \frac{Peso\ final - Peso\ inicial}{Peso\ inicial} \times 100$$

5.3.7. Determinação do teor de fármaco

Uma película de 5 cm de^2 foi cortada em pequenos pedaços, colocada num tampão fosfato de 100 ml, pH 7,4, e agitada continuamente durante 24 horas. Em seguida, a solução inteira foi submetida a ultra-sons durante 15 minutos. Após filtração, a concentração do fármaco foi analisada utilizando um espetrofotómetro UV com um comprimento de onda de 276 nm e o teor do fármaco foi determinado.

5.4. Estudos de difusão in vitro

Os estudos de difusão foram efectuados para se ter uma ideia da permeação do fármaco através da barreira dos sistemas transdérmicos. As taxas de permeação podem ser medidas i) monitorizando a libertação in vivo do fármaco em animais vivos ou voluntários humanos, ii) utilizando pele excisada de animais (pele de rato (46), pele de cobra (241-242) ou humana, ou iii) utilizando membranas modelo sintéticas como barreiras de difusão em experiências in vitro (243). O método mais comum para a avaliação da permeação in vitro utiliza células de difusão (244).

Normalmente, são utilizados dois tipos de células de difusão: horizontal e vertical. As células de difusão do tipo Franz e Keshary Chien (K-C) são do tipo horizontal. A maioria dos estudos de permeação/extração publicados envolve a utilização da célula de difusão de Franz (245). Neste trabalho, foi utilizada a célula de difusão de Franz, representada na Figura 5.3. As células de difusão compreendem geralmente dois compartimentos, um que contém o componente ativo (compartimento dador) e o outro que contém a solução recetora (compartimento recetor), separados por uma barreira de difusão. A célula é constituída por um orifício de amostragem e uma camisa de manutenção da temperatura. A entrada e a saída foram ligadas por um tubo de látex, de modo a que a camisa tivesse água estagnada no interior e o calor fosse fornecido por uma placa de aquecimento. O pino de aço inoxidável foi utilizado para agitar a solução recetora com um agitador magnético.

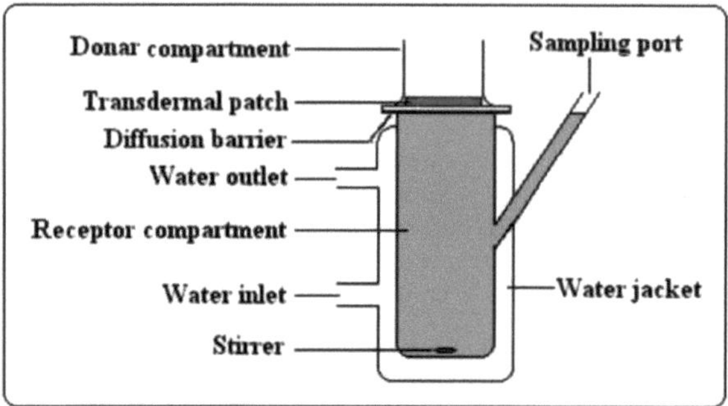

Figura 5.3: Célula de difusão de Franz para o estudo da difusão.

Os estudos de difusão in vitro foram efectuados utilizando uma célula de difusão de Franz com uma capacidade de compartimento recetor de 22 ml. O acetato de celulose, éster acetato de celulose (246), foi fabricado como membranas semipermeáveis para aplicações biomédicas (247). A membrana de celofane (213) (membrana de acetato de celulose) foi utilizada para a determinação do fármaco nos adesivos transdérmicos preparados. A membrana de acetato de celulose (tamanho de poro 0,45p) (248) foi montada entre o compartimento dador e o compartimento recetor da célula de difusão. A película transdérmica foi colocada sobre a membrana de acetato de celulose e coberta com folha de alumínio. O compartimento recetor da célula de difusão foi preenchido com tampão fosfato pH 7,4.

Todo o conjunto foi fixado num agitador magnético de placa quente, e a solução no compartimento recetor foi constante e continuamente agitada utilizando esferas magnéticas e a temperatura foi mantida a 32 ± 0,5°C porque a temperatura normal da pele humana é de 32°C (247, 249-250). A difusão foi efectuada durante 12 horas e foi retirado 1 ml de amostra com um intervalo de 1 hora. As amostras foram analisadas quanto ao teor de fármaco por espetrofotometria a 276 nm. A fase recetora foi reabastecida com um volume igual de tampão fosfato em cada retirada de amostra.

5.5. Estudo de irritação cutânea

A irritação pode ser definida como uma resposta inflamatória local e reversível da pele à aplicação de um agente sem o envolvimento de um mecanismo imunológico (251).

A irritação e sensibilização da pele dos novos TDDS é um inconveniente importante que afecta tanto a eficácia como a adesão dos doentes (252). Em geral, o HPMC e os polímeros acrílicos não apresentam quaisquer sinais de irritação cutânea (253). Contudo, é essencial efetuar o teste de irritação cutânea em animais antes de os experimentar em seres humanos.

Foram efectuados estudos de irritação cutânea em coelhos saudáveis (peso médio de 1,5 a 2,25 kg). A superfície dorsal dos coelhos foi limpa e os pêlos foram removidos por raspagem. A pele foi limpa com álcool rectificado.

Foram colocados adesivos representativos sobre a pele com a utilização de fita adesiva (fita de espuma de PVC 3M™ 9772L). As áreas tratadas da pele foram então avaliadas de acordo com um método de pontuação de Draize modificado e o índice de irritação foi avaliado. O primeiro ou "Índice de Irritação Primária" (I.I.P.) era um valor médio que reflectia a irritação imediatamente após a remoção do penso e 72 horas mais tarde. O "Índice de Irritação Secundária" (I.I.S.) foi determinado sete dias após a remoção do penso (254).

Os locais de aplicação foram classificados de acordo com uma escala de pontuação visual. Neste estudo, foi efectuado o Índice de Irritação Primária. Os coelhos foram divididos em dois grupos (n = 6). O Grupo I recebeu um penso transdérmico preparado e o Grupo II recebeu uma solução aquosa de formalina a 0,8% v/v como irritante padrão (255). 24 e 72 horas após a aplicação do objeto de ensaio, os locais de ensaio foram examinados quanto a reacções dérmicas, de acordo com os critérios de pontuação de Draize (256) (Quadro 6.5).

Quadro 5.5: Avaliação de Draize da reação dérmica

Score	Reaction	
	Erythema	**Edema**
0	No erythema	No edema
1	Very slight erythema	Very slight edema
2	Well-defined erythema	Slight edema
3	Moderate to severe erythema	Moderate edema
4	Severe erythema	Severe edema

Tabela 5.6: Avaliação do Índice de Irritação Primária

Index	Evaluation
0.00	No irritation
0.04 – 0.99	Irritation barely perceptible
1.00 – 1.99	Slight irritation
2.00 – 2.99	Mild irritation
3.00 – 5.99	Moderate irritation
6.00 – 8.00	Severe irritation

As pontuações para eritema e edema são totalizadas para todos os coelhos às 24 e 72 horas. O índice de irritação primária (I.I.P.) é calculado com base na soma das reacções pontuadas dividida por 24 (dois intervalos de pontuação multiplicados por dois parâmetros de teste multiplicados por seis coelhos) (256) e avaliado para qualquer reação cutânea. A avaliação do Índice de Irritação Primária é apresentada no Quadro 5.6.

5.6. Estudo de estabilidade

O ensaio de estabilidade dos medicamentos começa com a descoberta do medicamento e termina com o desaparecimento do composto ou do produto comercial. A Food and Drug Administration (FDA) e a Conferência Internacional sobre Harmonização (ICH) especificam as orientações para os ensaios de estabilidade de novos medicamentos, como requisito técnico para o registo de produtos farmacêuticos para uso humano.

De acordo com as diretrizes ICH257 , as amostras de TDDS foram armazenadas a 40 ± 0,5 °C e 75 ± 5 % de humidade relativa (HR) durante 6 meses. As amostras foram retiradas aos 0, 30, 60, 90 e 180 dias e analisadas quanto aos parâmetros físico-químicos e à difusão do fármaco.

Se ocorrerem alterações significativas nestas condições de stress, então a formulação deve ser testada numa condição intermédia, ou seja, 30°C e 75% HR. No presente trabalho, foram realizados estudos de estabilidade para as formulações selecionadas a 40 ± 0,5 °C e 75 ± 5 % HR durante 3 meses, utilizando uma câmara de ensaio ambiental programável (Remi, Índia). As amostras foram avaliadas quanto aos parâmetros físico-químicos e à difusão do fármaco.

5.7. Iontoforese

A iontoforese é um meio não invasivo e indolor de administrar vários medicamentos no organismo. A administração iontoforética ocorre quando um campo elétrico é colocado através de uma membrana permeável ou semipermeável (114).

Tabela 5.7: Ensaios para estudo iontoforético

Trial	Formulation	Current (mA/cm^2)
C1	MT	-
C2	MT + DMSO	-
C3	MT	0.25
C4	MT + DMSO	0.25
C5	MT	0.5
C6	MT + DMSO	0.5

Um sistema típico de administração de fármacos iontoforéticos é constituído por um ânodo, um cátodo e dois reservatórios, um contendo iões de fármaco e o outro contendo sal biocompatível, como o cloreto de sódio. O movimento dos iões na iontoforese segue a regra básica da eletricidade, ou seja, cargas semelhantes repelem-se mutuamente (89). No presente estudo, observou-se o efeito sinérgico do potenciador de penetração química com a iontoforese e também o efeito da intensidade da corrente na permeação do fármaco através da pele sem pêlos do rato. Os vários ensaios para o estudo da permeação são apresentados na Tabela 5.7. Os ensaios Cl e C2 não recebem corrente e destinam-se à comparação com a iontoforese.

5.7.1. Eléctrodos, conceção de células e instrumentos

Os eléctrodos lomed e a célula de difusão vertical modificada foram selecionados para os presentes estudos. Foram efectuadas experiências iontoforéticas utilizando a iontoforese anódica. A corrente constante necessária para os estudos iontoforéticos foi gerada a partir de uma fonte de corrente constante de corrente contínua (fabricada no Departamento de Eletrónica da Universidade Shivaji, Kolhapur, Maharashtra).

5.7.2. Recolha e preparação da pele de rato

O rato foi morto por exposição a um excesso de clorofórmio. Os pêlos da pele foram removidos com a ajuda de uma lâmina de barbear. A pele foi excisada do rato com um bisturi e a camada de gordura foi removida mantendo a pele em água quente a 60°C. Após 2 minutos, a camada adiposa foi retirada suavemente e a pele foi lavada com água e mantida para saturação em tampão fosfato pH 7,4 durante cerca de 15 minutos antes de ser utilizada para estudos de permeação.

5.7.3. Estudo de permeação de fármacos ex-vivo

As experiências lontoforéticas utilizando iontoforese anódica foram realizadas com eléctrodos de tamanho pequeno (1,5 cc) TransQE nas células de difusão modificadas a uma densidade de corrente de 0,25 e 0,5 mA/cm^2 . A quantidade fixa (ou seja, 0,75 mA) de corrente flui através da fonte de corrente eléctrica, pelo que, para modificar o fluxo de corrente através da fonte de corrente, a área de superfície da almofada GelSponge foi modificada. Nos ensaios C3 e C4, a área da superfície da esponja de gel foi mantida em 3 cm^2 , pelo que a intensidade da corrente foi ajustada para 0,25 mA/cm^2 e, nos ensaios C5 e C6, a área da superfície da esponja foi mantida em 1,5 cm2 , pelo que a intensidade da corrente foi fixada em 0,5 mA/cm^2 . A MT de 5 mg foi dissolvida em água destilada, que foi utilizada como compartimento dador. A solução de cloreto de sódio (0,125 mM e 0,140 mM) foi adicionada às soluções doadora e recetora, respetivamente, para as tornar isotónicas (258). O pH das soluções de bloqueadores P foi ajustado para ~7 pela adição de ácido clorídrico ou hidróxido de sódio (259). A almofada GelSponge do elétrodo de fármaco foi hidratada com as diferentes formulações de fármaco (de acordo com a tabela) e colocada na pele de rato sem pelo, que foi montada na célula de difusão. O tampão fosfato pH 7,4 foi utilizado como tampão recetor. As amostras foram retiradas a intervalos regulares do compartimento recetor (1 ml) para análise do fármaco e o mesmo volume foi substituído de cada vez por líquido fresco. As amostras foram adequadamente diluídas com tampão fosfato pH 7,4, e a absorvância foi medida a 276 segundos, utilizando um espetrofotómetro de UV visível, para calcular a quantidade de fármaco que permeia a pele.

CAPÍTULO 6

Resultados e discussões

6.1. Caracterização do tartarato de metoprolol

6.1.1. Ponto de fusão

Verificou-se que o ponto de fusão do tartarato de metoprolol se situa no intervalo de 122°C. O ponto de fusão registado do MT é de 121 - 124 °C.

6.1.2. Interpretação do espetro de IV

A figura 6.1 mostra o espetro de IV do tartarato de metoprolol. Mostra picos caraterísticos de estiramento N-H a 3399,89 cm$^{'1}$ e pico a 3734,48 cm^{1} indicando a presença do grupo O-H, e pico a 1508,06 cm^{-1} indicando o grupo aromático C=C.

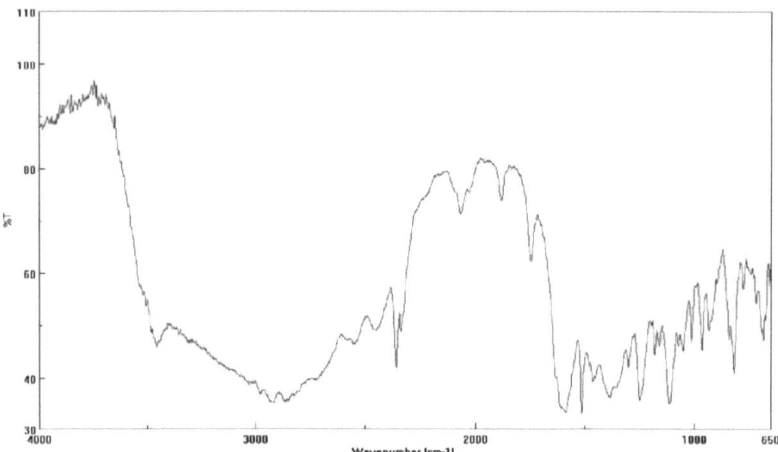

Figura 6.1: Espectro de FTIR do tartarato de metoprolol.

Com base na interpretação dos dados de frequências de IV acima referidos, a amostra poderá ser de tartarato de metoprolol.

6.1.3. Curva de calibração do tartarato de metoprolol:

Os valores de absorvância foram obtidos como indicado na Tabela 7.1. Utilizando os dados de absorvância e concentração, foi traçada a curva de calibração (Figura 6.2).

A curva de calibração mostra que o coeficiente de correlação é 0,9996, o declive é 249,74 e a interceção é -0,852.

Tabela 6.1: Dados de concentrações e absorvância

Sr. No.	Concentration (µg/ml)	Absorbance
1	5	0.02398
2	10	0.04542
3	15	0.06341
4	20	0.08539
5	25	0.10538
6	30	0.12437
7	35	0.14162
8	40	0.16329
9	45	0.18143
10	50	0.20437

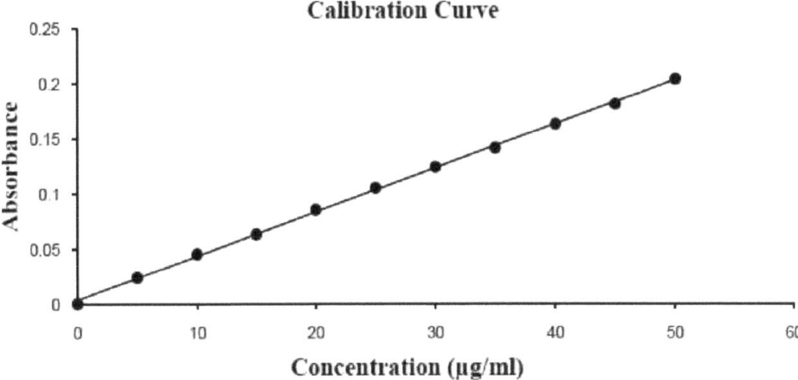

Figura 6.2: Curva de calibração do tartarato de metoprolol.

6.1.4. Coeficiente de partição

O n-octanol e o fluido de estudo in vitro (neste caso, tampão fosfato, pH 7,4) são considerados o sistema padrão para determinar o coeficiente de partição do fármaco entre a pele e o tampão fosfato, pH 7,4 (260). O valor logarítmico do coeficiente de partição (log P) foi de 1,71 (Tabela 6.2). Os fármacos com um coeficiente de partição muito baixo não serão bem absorvidos porque permanecerão na superfície da pele e não se dividirão no stratum comeum (38). Os resultados obtidos indicam que o fármaco possui lipofilicidade suficiente, o que cumpre os requisitos para a sua formulação num penso transdérmico.

Tabela 6.2: Coeficiente de partição do fármaco

Sr. No.	Partition coefficient	Average Partition coefficient
1	1.6942	1.710067
2	1.7221	
3	1.7139	

6.2. Estudo de interação entre fármacos e excipientes

Foi efectuado um estudo FTIR para determinar se existe alguma interação entre o medicamento e os polímeros. O espetro de infravermelhos do medicamento simples, HPMC, ERS, ERL e a sobreposição da mistura física e do medicamento são comparados. O espetro de FTIR da MT é apresentado na Figura 6.1.

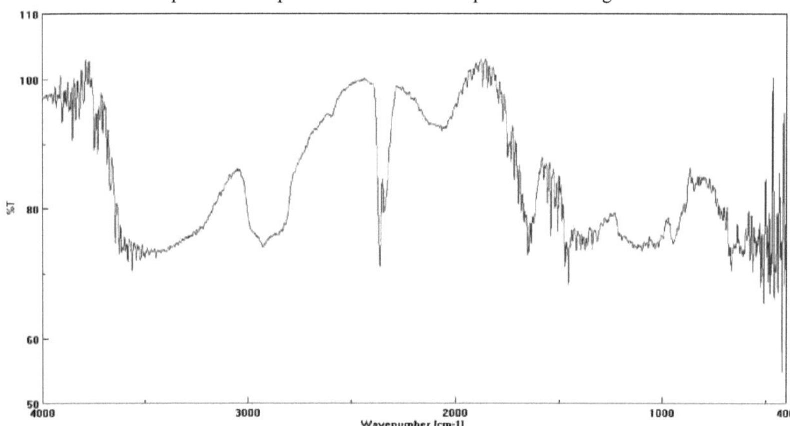

Figura 6.3: Espectros FTIR de HPMC.

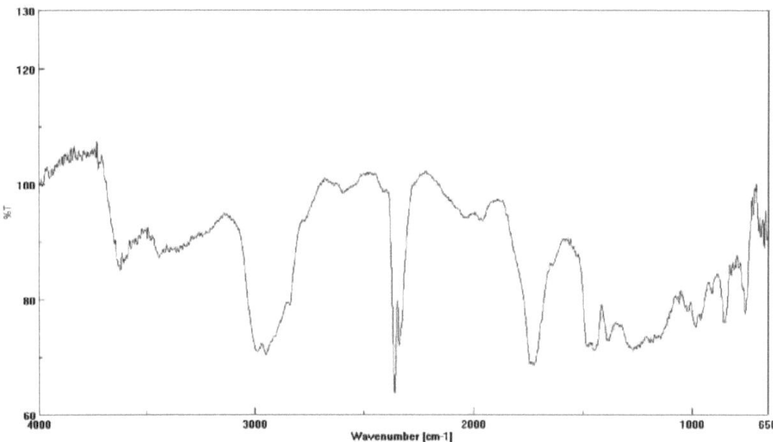

Figura 6.4: Espectros FTIR de ERL.

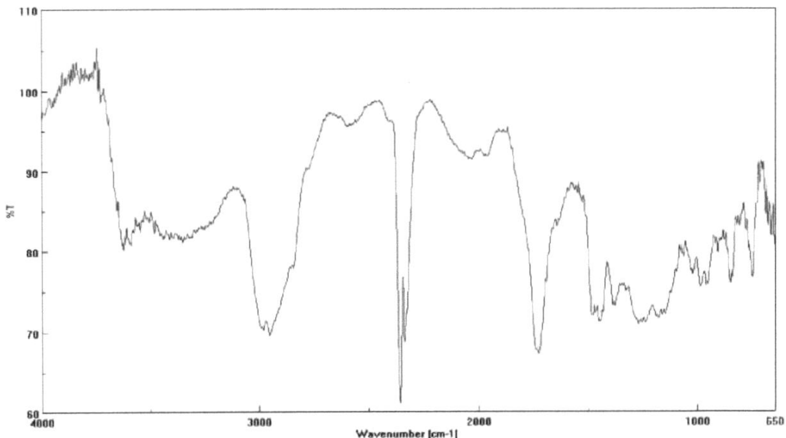

Figura 6.5: Espectros FUR de ERS.

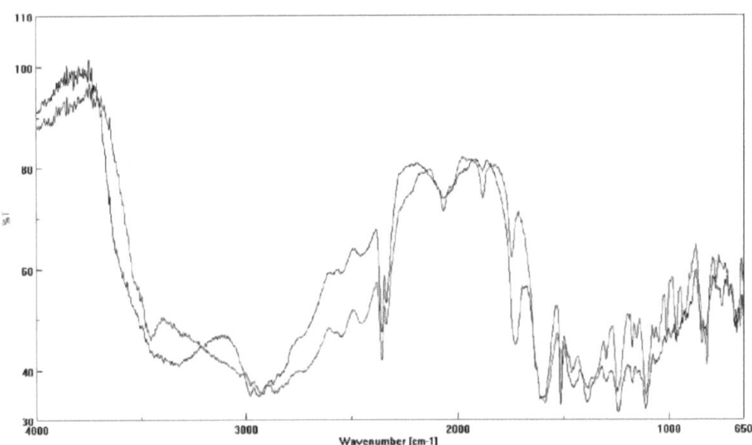

Figura 6.6: Espectros FTIR da MT e da mistura física do fármaco com HPMC e ERL.

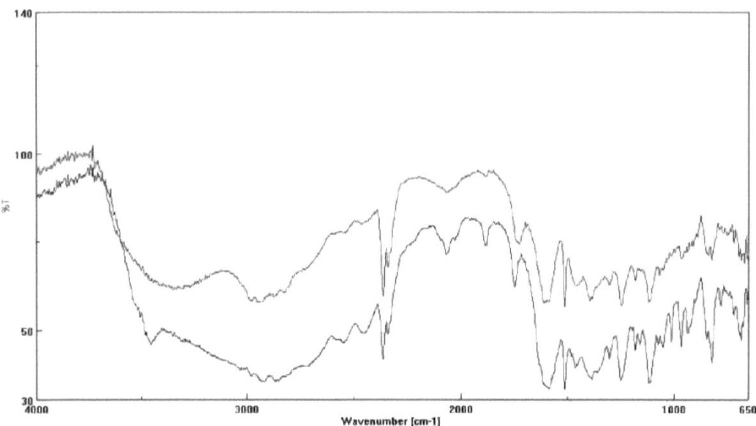

Figura 6.7: Espectros FTIR da MT e da mistura física do fármaco com HPMC e ERS.

Assim, a partir dos espectros de IV acima referidos, é claro que não há alteração nas posições dos picos da MT, quando misturada com os polímeros. Assim, não há interação entre a MT e os polímeros.

6.3. Avaliação de filmes transdérmicos

6.3.1. Avaliação do grupo A

6.3.1.1. Espessura e planeza

A espessura e a planura dos diferentes ensaios do Grupo A são apresentadas na Tabela 6.3. A espessura dos adesivos (com rácios variáveis de HPMC e ERL) variou de 0,14 a 0,23 mm. Os valores baixos do desvio padrão indicam a uniformidade física dos adesivos.

Quadro 6.3: Resultado da espessura e da planeza (Grupo A)

Trial	Thickness (mm)	Flatness (%)
A1	0.14 ± 0.02	100.02 ± 0.02
A2	0.17 ± 0.07	99.94 ± 0.06
A3	0.19 ± 0.03	99.23 ± 0.03
A4	0.16 ± 0.02	99.15 ± 0.05
A5	0.20 ±0.01	100.05 ± 0.02
A6	0.21 ± 0.05	100.01 ± 0.73
A7	0.19 ± 0.03	99.17 ± 1.27
A8	0.21 ± 0.04	100.10 ± 0.29
A9	0.23 ± 0.03	98.51 ± 0.12

Os resultados são a média de observações em triplicado ± DP

Todos os adesivos mostraram quase cem por cento de planicidade, o que indica uma quantidade insignificante de constrição dos adesivos transdérmicos preparados. Assim, os pensos não se contraem quando são aplicados na pele.

6.3.1.2. Resistência à dobragem

A resistência à dobragem mede a capacidade do remendo para resistir à rutura. A resistência à dobragem foi medida manualmente e verificou-se que era elevada nos remendos que continham maior quantidade de LER. O resultado é apresentado na Tabela 6.4 e o gráfico da superfície de resposta é apresentado na Figura 6.8.

Y = 134. 8889 - 12,1667 XI + 32,5 X2

O bo = 134,8889, que é a média aritmética dos nove ensaios. O coeficiente negativo de XI indica que, à medida que a concentração de XI aumenta, há uma diminuição da resistência à dobragem. O coeficiente X2 positivo indica que, à medida que a concentração de X2 aumenta, a resistência à dobragem aumenta.

Tabela 6.4: Resultado da resistência à dobragem (Grupo A)

Trial	Folding endurance
A1	115 ± 2.21
A2	148 ± 1.83
A3	178 ± 3.01
A4	102 ± 2.56
A5	140 ±4.35
A6	163 ± 4.23
A7	84 ±2.99
A8	129 ±3.35
A9	155 ±2.62

Os resultados são a média de observações em triplicado ± DP

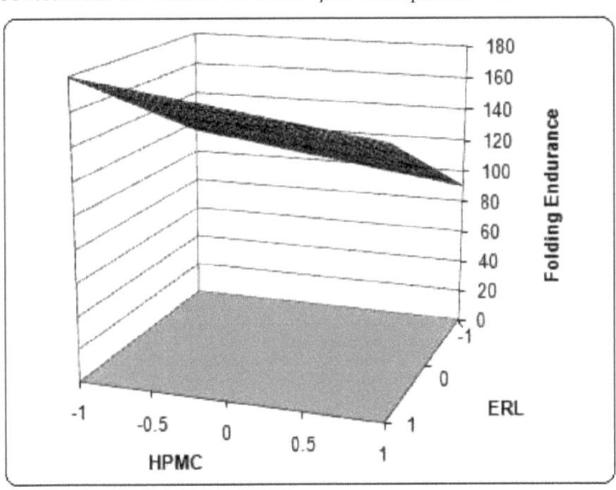

Figura 6.8: Gráfico da superfície de resposta para a resistência à dobragem (Grupo A).

6.3.1.3 Resistência à tração

Os resultados da resistência à tração indicam a resistência da película e o risco de fissuração da mesma. No entanto, não se observou qualquer sinal de fissuração nas películas transdérmicas preparadas, o que pode ser atribuído à adição do plastificante, citrato de trietilo. Os plastificantes são geralmente utilizados para melhorar as propriedades mecânicas de uma matriz polimérica. O resultado do teste de resistência à tração é apresentado na Tabela 6.5 e o gráfico da superfície de resposta é apresentado na Figura 6.9. A partir do gráfico de superfície de resposta, observa-se claramente que há uma redução da resistência à tração com o aumento da quantidade de HPMC, o que pode ser devido ao elevado grau de ligação de hidrogénio no HPMC e há também um aumento da resistência à tração com o aumento do ERL na mistura de polímeros.

Tabela 6.5: Resultado da resistência à tração (Grupo A)

Trial	Tensile Strength (kg/cm^2)
A1	0.472 ± 0.012
A2	0.636 ± 0.059
A3	0.751 ± 0.0127
A4	0.421 ± 0.032
A5	0.619 ± 0.021
A6	0.724 ± 0.022
A7	0.365 ± 0.064
A8	0.572 ± 0.108
A9	0.692 ± 0.035

Os resultados são a média de observações em triplicado ± DP

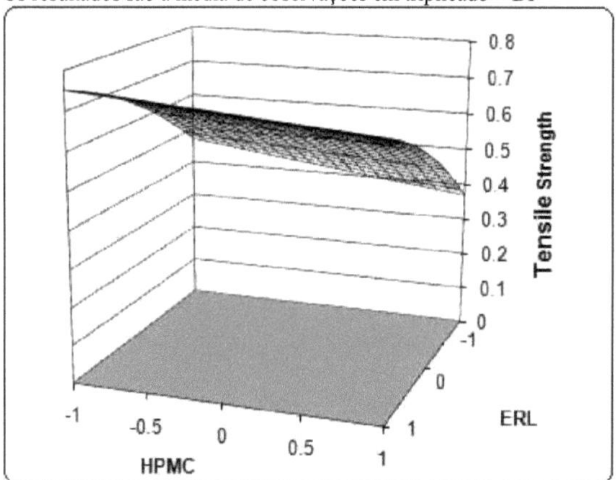

Figura 6.9: Gráfico da superfície de resposta para a resistência à tração (Grupo A).

Y = 0,6053 - 0,0402 XI + 0,1515 X2 - 0,011 X1X2 - 0,0345 X2X2

O bo = 0,6053 que é a média aritmética de todos os nove ensaios. O coeficiente negativo de XI indica que, à medida que a concentração de XI aumenta, há uma diminuição da resistência à tração. O coeficiente X2 positivo indica que, à medida que a concentração de X2 aumenta, a resistência à tração aumenta. O termo XI X2 indica como a resposta se altera quando ambos os parâmetros se alteram simultaneamente. O termo X2X2 indica a não linearidade da resposta, que é observada no gráfico de superfície de resposta.

6.3.1.4. Teor de humidade

Os estudos físico-químicos, como o teor de humidade e a absorção de humidade, fornecem informações sobre a estabilidade da formulação. Um pouco de teor de humidade evita a fragilidade dos adesivos. O resultado é apresentado na Tabela 6.6 e o gráfico da superfície de resposta é apresentado na Figura 6.10. O teor de humidade variou ligeiramente em todos os ensaios do grupo A. No entanto, verificou-se um aumento do teor de humidade com um aumento do polímero hidrofílico, HPMC, na matriz dos pensos transdérmicos. O bo = 3,5356 que é a média aritmética de todos os nove ensaios do Grupo A.

Y = 3,5356 + 0,8067 XI - 0,3683 X2

A equação polinomial mostrou o sinal positivo do XI, o que indica que, à medida que a concentração de HPMC aumenta, o teor de humidade também aumenta, enquanto o sinal negativo do X2 indica que o teor de humidade diminui com o aumento da quantidade de ERL.

Quadro 6.6: Resultado do teor de humidade (Grupo A)

Trial	Moisture Content (%)
A1	3.05 ± 0.12
A2	2.83 ± 0.09
A3	2.34 ± 0.11
A4	3.85 ± 0.14
A5	3.56 ± 0.12
A6	3.13 ± 0.09
A7	4.76 ± 0.15
A8	4.32 ± 0.18
A9	3.98 ± 0.14

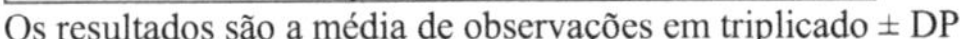

Os resultados são a média de observações em triplicado ± DP

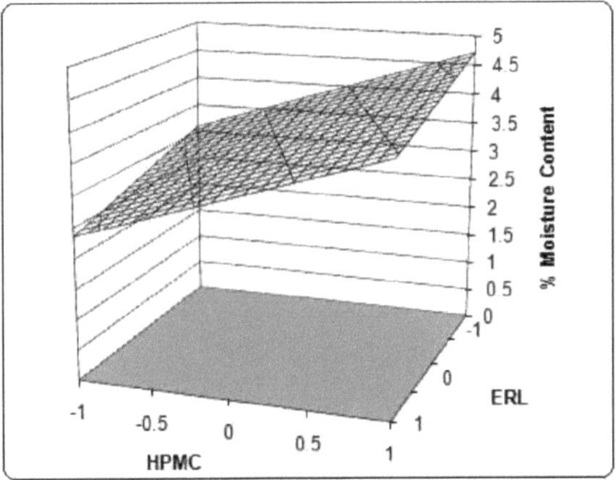

Figura 6.10: Gráfico da superfície de resposta para o teor de humidade (Grupo A).

6.3.1.5 Absorção de humidade

Os estudos físico-químicos, como a absorção de humidade, fornecem informações sobre a estabilidade da formulação. A menor absorção de humidade indica a estabilidade da formulação, uma vez que uma maior quantidade de absorção de humidade indica o volume da formulação. Além disso, a possibilidade de crescimento microbiano não pode ser ignorada. O resultado do teste do teor de humidade é apresentado na Tabela 6.7 e o gráfico da superfície de resposta é apresentado na Figura 6.11.

Tabela 6.7: Resultado da absorção de humidade (Grupo A)

Trial	Moisture Uptake (%)
A1	7.43 ± 0.32
A2	7.22 ± 0.29
A3	6.86 ± 0.36
A4	8.79 ± 0.54
A5	8.42 ± 0.81
A6	7.95 ± 0.14
A7	9.76 ± 0.69
A8	9.34 ± 1.04
A9	9.01 ± 0.92

Os resultados são a média de observações em triplicado ± DP

A absorção de humidade variou ligeiramente em todos os ensaios do grupo A. O gráfico da superfície de resposta mostrou que houve um aumento da absorção de humidade com o aumento do polímero hidrofílico, HPMC, na matriz dos pensos transdérmicos. A equação polinomial mostrou o sinal positivo do XI, o que indica que, à medida que a concentração de HPMC aumenta, a absorção de humidade também aumenta, ao passo que o sinal negativo do X2 indica que a absorção de humidade diminui com o aumento da quantidade de ERL.

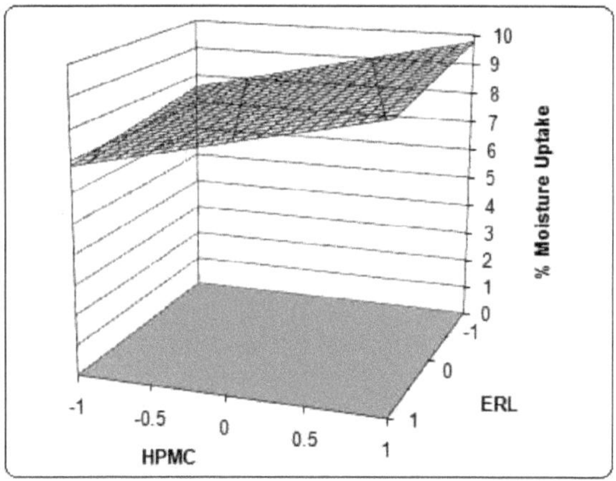

Figura 6.11: Gráfico de superfície de resposta para a absorção de humidade (Grupo A).

Y = 8,308+ 1,1 XI-0,36X2

6.3.1.6. Conteúdo do medicamento

O teor de fármaco dos ensaios do Grupo A é apresentado no Quadro 6.8. O teor de fármaco dos ensaios do Grupo A situou-se num intervalo entre 97,45 e 99,86%. Como se pode ver, está muito próximo dos 100%, o que significa que não há qualquer perda de fármaco durante a preparação dos pensos transdérmicos.

6.3.1.7. Perfil de libertação do fármaco in vitro

O estudo foi concebido para formular um TDDS de MT utilizando uma película de matriz polimérica. Isto permite controlar a libertação global do fármaco através de uma escolha adequada dos polímeros e das suas misturas aqui estudadas, utilizando as várias vias de difusão criadas devido à mistura dos polímeros para gerar a libertação global estável e sustentada do fármaco desejada a partir dos adesivos. A forma como o fármaco é libertado na maioria dos dispositivos de libertação controlada/sustentada, incluindo os adesivos transdérmicos, é regida pela difusão (261-262).

Tabela 6.8: Resultado do teor de fármaco (Grupo A)

Trial	**Drug Content (%)**
A1	99.32 ± 1.42
A2	97.45 ± 0.93
A3	99.58 ± 1.55
A4	99.27 ± 1.94
A5	97.59 ± 0.35
A6	99.33 ± 0.84
A7	98.45 ± 1.51
A8	99.12 ± 0.74
A9	99.86 ± 1.64

Os resultados são a média de observações em triplicado ± DP

Tabela 6.9: Percentagem de libertação do fármaco (Grupo A)

Time (Hours)	% Drug release of Group A trials								
	A1	A2	A3	A4	A5	A6	A7	A8	A9
0.5	18.2	16.37	15.14	22.87	19.35	16.72	20.45	18.42	11.94
1	29.91	27.16	24.36	37.11	27.55	22.93	35.22	33.32	23.38
2	39.73	36.34	33.84	49.19	35.24	30.83	47.49	39.21	30.25
3	46.21	43.8	36.01	55.88	41.91	38.1	53.23	45.93	39.44
4	49.03	47.41	38.12	59.34	48.39	43.34	61.28	49.16	43.27
5	55.43	50.23	41.39	63.29	51.18	48.75	66.33	54.12	48.82
6	59.8	54.38	45.95	66.13	56.93	51.17	68.35	58.24	52.18
7	64.13	57.03	48.19	69.39	59.29	55.32	71.18	62.92	55.39
8	69.34	59.39	52.41	72.84	63.1	58.84	75.77	66.28	59.12
9	73.15	63.14	56.2	75.19	65.94	61.9	78.89	69.41	62.96
10	76.3	66.38	59.12	77.92	68.49	64.26	81.93	72.17	65.83
11	77.89	68.12	61.94	80.81	71.22	67.39	84.31	75.56	67.02
12	79.91	70.28	64.38	83.19	74.38	68.12	86.82	78.11	69.27

Os estudos de libertação do fármaco são necessários para prever a reprodutibilidade da taxa e da duração da libertação do fármaco. Sabe-se que a adição de um componente hidrofílico a um formador de película insolúvel leva a um aumento da constante da sua taxa de libertação. Isto pode dever-se à dissolução da fração aquosa solúvel da película, o que leva à criação de poros e à diminuição do comprimento médio do percurso de difusão da molécula de fármaco a libertar. O ensaio A3, que contém a maior proporção de Eudragit, mostra apenas 64,38 % de libertação do fármaco em 12 horas, que foi a menor quantidade de libertação do fármaco entre os nove ensaios do Grupo A, ao passo que a maior quantidade de libertação do fármaco foi observada no ensaio A7 (ou seja, 86,82 %), que contém a maior proporção do polímero hidrofílico, HPMC. Assim, para manter a libertação do fármaco da matriz do penso transdérmico, é desejável uma maior concentração de ERL. O resultado é apresentado na Tabela 6.8 e o gráfico da superfície de resposta é apresentado na Figura 6.12.

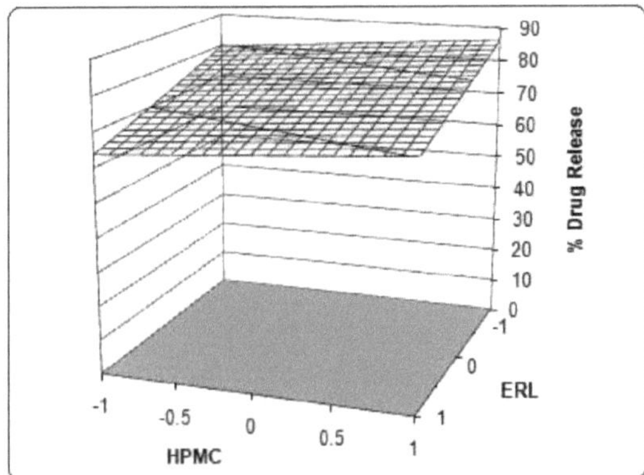

Figura 6.12: Gráfico da superfície de resposta para a libertação do fármaco (Grupo A).

$$Y = 74,9367 + 3,2650\ XI - 8,0317\ X2$$

O bo = 74,9367, que é a média aritmética de todos os nove ensaios. O coeficiente XI positivo indica que, à medida que a concentração de XI (HPMC) aumenta, há um aumento na libertação do fármaco. O coeficiente X2 negativo indica que, à medida que a concentração de X2 (ERL) aumenta, a libertação do fármaco a partir da matriz diminui. Quando este penso de matriz entra em contacto com um fluido de estudo in vitro, o fluido é absorvido pela matriz polimérica, o que dá início ao processo de dissolução da cadeia polimérica na matriz. A dissolução da cadeia polimérica da superfície da matriz envolve duas etapas distintas (223, 263). A primeira etapa envolve alterações no emaranhamento de moléculas individuais do fármaco na superfície da matriz, o que depende da taxa de hidratação. A segunda etapa envolve a deslocação desta molécula da superfície através da pele, inicialmente para a superfície e depois para a maior parte do fluido de estudo in vitro.

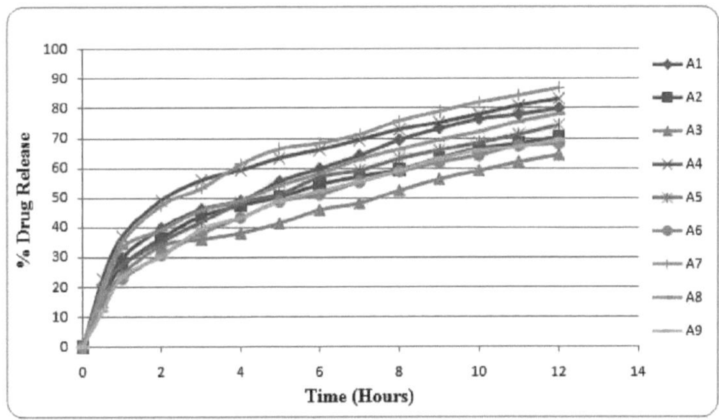

Figura 6.13: Perfil de libertação do fármaco (Grupo A).

Inicialmente, verificou-se uma libertação rápida do fármaco do penso, como se mostra na Figura 6.13. Esta rápida libertação de fármaco (efeito de explosão) do penso transdérmico preparado pode dever-se à rápida dissolução do fármaco à superfície (45,264). A libertação rápida pode ser útil para a penetração dérmica de fármacos (265). Quando o fármaco é libertado da matriz de tal forma que a taxa de libertação do fármaco permanece constante, considera-se que a cinética de libertação do fármaco segue uma cinética de ordem zero (223). A difusão molecular através de polímeros é um meio eficaz, simples e fiável para conseguir a libertação sustentada/controlada de uma variedade de agentes activos do sistema terapêutico transdérmico.

6.3.2. Avaliação do grupo B

6.3.2.1. Espessura e planeza

A espessura e a planura dos diferentes ensaios do Grupo B são apresentadas na Tabela 6.10. A espessura dos adesivos (com proporções variáveis de HPMC e ERS) variou de 0,13 a 0,23 mm. Todos os adesivos mostraram quase cem por cento de planicidade, o que indica uma quantidade insignificante de constrição dos adesivos transdérmicos preparados. Assim, este não se contrai quando é aplicado na pele.

Tabela 6.10 Resultado da espessura e da planeza (Grupo B)

Trial	Thickness (mm)	Flatness (%)
B1	0.13 ± 0.03	98.47 ± 0.12
B2	0.15 ± 0.01	99.11 ± 0.09
B3	0.18 ± 0.04	100.01 ± 0.16
B4	0.13 ± 0.02	100.34 ± 0.15
B5	0.19 ± 0.04	99.48 ± 0.04
B6	0.21 ± 0.05	99.79 ± 0.20
B7	0.19 ± 0.03	100.03± 0.11
B8	0.21 ± 0.02	100.11± 0.07
B9	0.23 ± 0.05	99.02 ± 0.08

Os resultados são a média de observações em triplicado ± DP

6.3.2.2. Resistência à dobragem

A resistência à dobragem mede a capacidade do remendo para resistir à rutura. A resistência à dobragem foi medida manualmente e o resultado do teste de resistência à dobragem obtido é apresentado na tabela 6.11. Verificou-se que a resistência à dobragem é elevada nos remendos que contêm maior quantidade de ERS. A curva da superfície de resposta indica claramente que a resistência à dobragem é inversamente proporcional à quantidade de HPMC.

Tabela 6.11 Resultado da resistência à dobragem (Grupo B)

Trial	Folding Endurance
B1	105 ± 5.42
B2	135 ± 3.64
B3	157 ± 2.12
B4	97 ± 3.26
B5	126 ± 4.75
B6	149 ± 3.94
B7	91 ± 2.43
B8	118 ± 1.78
B9	142 ± 4.65

Os resultados são a média de observações em triplicado ± DP

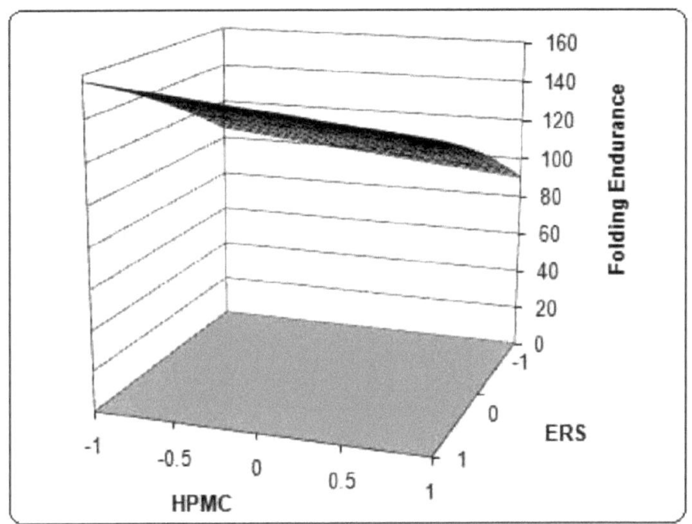

Figura 6.14: Gráfico da superfície de resposta para a resistência à dobragem (Grupo B).

Y = 126,3333 - 7,6667 XI + 25,8333 X2 - 2,8333 X2X2

O bo = 126,333, que é a média aritmética dos nove ensaios. O coeficiente negativo de XI indica que, à medida que a concentração de XI aumenta, há uma diminuição da resistência à dobragem. O coeficiente X2 positivo indica que, à medida que a concentração de X2 aumenta, a resistência à dobragem aumenta. O X2X2 indica a não linearidade da resposta observada, que é visível no gráfico da superfície de resposta.

6.3.2.3. Resistência à tração

Os resultados da resistência à tração indicam a resistência da película e o risco de fissuração da mesma. No entanto, não se observou qualquer sinal de fissuração nas películas transdérmicas preparadas, o que pode ser atribuído à adição do plastificante, citrato de trietilo. O resultado é apresentado na Tabela 6.12 e o gráfico da superfície de resposta é apresentado na Figura 6.15.

A partir do gráfico de superfície de resposta, observa-se claramente que a redução da resistência à tração foi notada com o aumento da quantidade de HPMC, o que pode ser devido ao elevado grau de ligação de hidrogénio no HPMC e há também um aumento da resistência à tração com o aumento de ERS na mistura de polímeros. O bo = 0,4984, que é a média aritmética de todos os nove ensaios. O coeficiente negativo de XI indica que, à medida que a concentração de XI aumenta, há uma diminuição da resistência à tração. O coeficiente X2 positivo indica que, à medida que a concentração de X2 aumenta, a resistência à tração aumenta.

Tabela 6.12: Resultado da resistência à tração (Grupo B)

Trial	Tensile Strength (kg/cm^2)
B1	0.411 ± 0.053
B2	0.521 ± 0.032
B3	0.739 ± 0.091
B4	0.369 ± 0.120
B5	0.482 ± 0.084
B6	0.602 ± 0.021
B7	0.335 ± 0.105
B8	0.453 ± 0.065
B9	0.574 ± 0.093

Os resultados são a média de observações em triplicado ± DP

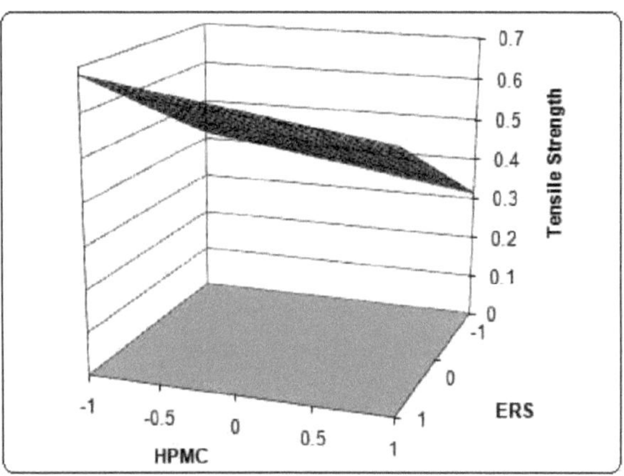

Figura 6.15: Gráfico de superfície de resposta para a resistência à tração (Grupo B).

Y = 0,4984 - 0,0515 XI + 0,1333 X2

6.3.2.4. Teor de humidade

Os estudos físico-químicos, como o teor de humidade, fornecem informações sobre a estabilidade da formulação. Um pouco de teor de humidade evita a fragilidade dos adesivos. O resultado obtido é apresentado na tabela 6.13. O teor de humidade variou ligeiramente em todos os ensaios do grupo A. No entanto, verificou-se um aumento do teor de humidade com o aumento do polímero hidrofílico, HPMC, na matriz dos pensos transdérmicos. O bo = 3,3368, que é a média aritmética de todos os nove ensaios do Grupo B.

A equação polinomial mostrou o sinal positivo do XI, o que indica que, à medida que a concentração de HPMC aumenta, o teor de humidade também aumenta, enquanto o sinal negativo do X2 indica que o teor de humidade diminui com o aumento da quantidade de ERS.

O termo X1X2 indica como a resposta muda quando ambos os parâmetros mudam simultaneamente. Ao comparar os resultados de ambos os grupos, verifica-se um teor de humidade ligeiramente superior no Grupo A. Isto deve-se às alterações nos tipos de Eudragit utilizados nas formulações. O ERL tem um valor alcalino mais elevado (23,9-32,3 mg) do que o do ERS (12,1-18,3 mg) (232), pelo que o ERL é mais hidrofílico do que o ERS. Por conseguinte, os adesivos que contêm ERL (formulações do Grupo A) apresentam um maior teor de humidade do que os adesivos que contêm ERS (formulações do Grupo B).

Quadro 6.13: Resultado do teor de humidade (Grupo B)

Trial	Moisture Content (%)
B1	2.70 ± 0.25
B2	2.51 ± 0.64
B3	2.26 ± 0.05
B4	3.71 ± 0.14
B5	3.43 ± 0.73
B6	3.03 ± 0.51
B7	4.46 ± 0.93
B8	4.12 ± 0.65
B9	3.75 ± 0.19

Os resultados são a média de observações em triplicado ± DP

6.3.2.5. Absorção de humidade

Os estudos físico-químicos, como a absorção de humidade, fornecem informações sobre a estabilidade da formulação. A menor absorção de humidade indica a estabilidade da formulação, uma vez que uma maior quantidade de absorção de humidade indica o volume da formulação. Além disso, a possibilidade de crescimento microbiano não pode ser ignorada. O resultado é apresentado na Tabela 7.14 e o gráfico da superfície de resposta é apresentado na Figura 6.17.

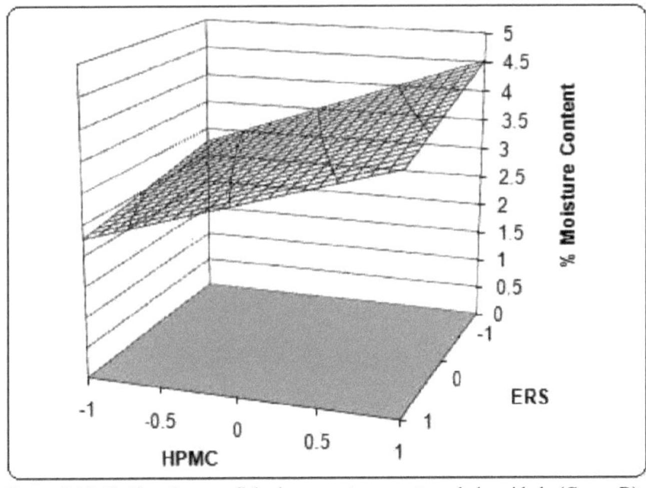

Figura 6.16: Gráfico de superfície de resposta para o teor de humidade (Grupo B).

Y = 3. 3368 + 0,8202 XI - 0,305 X2 - 0,0614 X1X2

Tabela 6.14: Resultado da absorção de humidade (Grupo B)

Trial	Moisture Uptake (%)
B1	6.89 ± 0.43
B2	6.42 ± 1.04
B3	6.15 ± 0.83
B4	8.54 ± 0.54
B5	8.21 ± 0.72
B6	7.03 ± 0.96
B7	9.43 ± 1.14
B8	9.17 ± 2.18
B9	8.81± 0.84

Os resultados são a média de observações em triplicado ± DP

A absorção de humidade variou ligeiramente em todos os ensaios do grupo B. O bo = 7,85, que é a média aritmética de todos os nove ensaios do grupo B. O coeficiente XI positivo indica o aumento da absorção de humidade com o aumento da quantidade de HPMC, enquanto o sinal negativo do X2 indica que a absorção de humidade diminui com o aumento da quantidade de ERS. Ao comparar os resultados de ambos os grupos, verificou-se uma ligeira maior absorção de humidade no Grupo A. Isto deve-se às alterações nos tipos de Eudragit utilizados nas formulações. O ERL tem um valor alcalino mais elevado do que o do ERS, pelo que o ERL é mais hidrofílico do que o ERS.

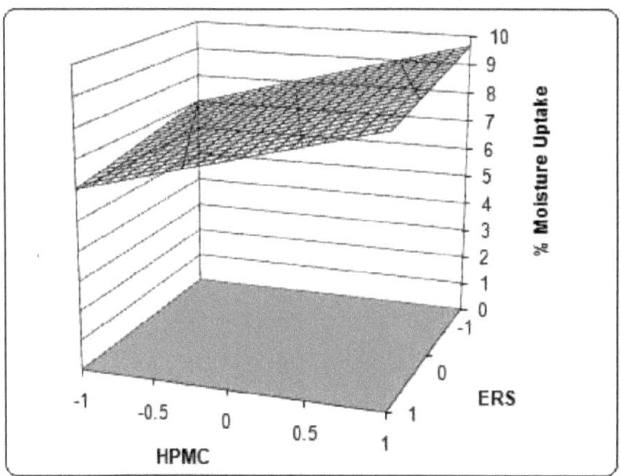

Figura 6.17: Gráfico de superfície de resposta para a absorção de humidade (Grupo B).

Y = 7,85 + 1,325 XI - 0,4783 X2

6.3.2. Conteúdo do medicamento

O teor de fármaco dos ensaios do Grupo B situou-se num intervalo entre 96,85 e 99,74%.

Tabela 6.15: Resultado do teor de fármaco (Grupo B)

Trial	Drug Content (%)
B1	98.14 ± 0.67
B2	97.18 ± 1.75
B3	99.47 ± 1.92
B4	96.85 ± 2.84
B5	98.15 ± 1.96
B6	99.62 ± 0.93
B7	99.74 ± 2.56
B8	98.07 ± 1.18
B9	99.22 ± 0.81

Os resultados são a média de observações em triplicado ± DP

6.3.2.7. Perfil de libertação de fármacos

O resultado da libertação de fármaco do Grupo B é apresentado na Tabela 6.16. O ensaio B3 que contém a maior proporção de Eudragit mostra apenas 62,12% de libertação do fármaco em 12 horas, que foi a quantidade mais baixa de libertação do fármaco entre os nove ensaios do Grupo B, enquanto a quantidade mais elevada de libertação do fármaco foi observada no ensaio B7 (ou seja, 85,67%) que contém a maior proporção do polímero hidrofílico, HPMC.

Tabela 6.16: Percentagem de libertação do fármaco (Grupo B)

Time (Hours)	% Drug release of Group B trials								
	B1	B2	B3	B4	B5	B6	B7	B8	B9
0.5	15.92	15.53	14.17	20.37	17.72	15.72	19.66	15.89	10.47
1	26.14	25.18	22.31	34.12	27.16	23.37	34.13	29.45	21.22
2	36.12	33.25	30.15	44.37	35.11	31.19	43.54	37.31	28.71
3	42.99	41.16	33.23	52.03	39.58	36.28	51.36	41.9	35.54
4	46.21	43.29	36.16	56.27	44.74	42.89	58.47	47.18	40.87
5	54.26	47.41	39.83	59.33	47.38	46.12	62.31	52.79	45.16
6	57.38	50.07	43.51	62.17	51.03	49.23	66.39	57.61	49.31
7	65.42	53.21	46.14	65.22	55.78	53.98	70.18	60.45	54.11
8	68.31	55.26	49.29	68.49	59.36	56.65	74.76	64.68	58.47
9	71.91	58.78	53.36	73.12	61.37	58.31	78.34	67.23	61.43
10	74.19	64.39	56.99	75.84	64.41	61.19	81.02	71.28	64.57
11	76.02	65.93	59.23	77.93	69.39	64.45	83.24	73.92	66.65
12	77.92	68.34	62.12	81.05	73.21	66.37	85.67	79.35	71.37

Os resultados são a média de observações em triplicado

Inicialmente, verificou-se uma libertação rápida do fármaco do penso, como se mostra na Figura 6.19. Esta libertação rápida do fármaco (efeito de explosão) do adesivo transdérmico preparado pode dever-se à rápida dissolução do fármaco presente na superfície dos adesivos da matriz. O bo = 73,9333, que é a média aritmética de todos os nove ensaios. O coeficiente XI positivo indica que, à medida que a concentração de XI (HPMC) aumenta, há um aumento da taxa de libertação do fármaco. O coeficiente X2 negativo indica que, à medida que a concentração de X2 (ERS) aumenta, a libertação do fármaco da matriz diminui.

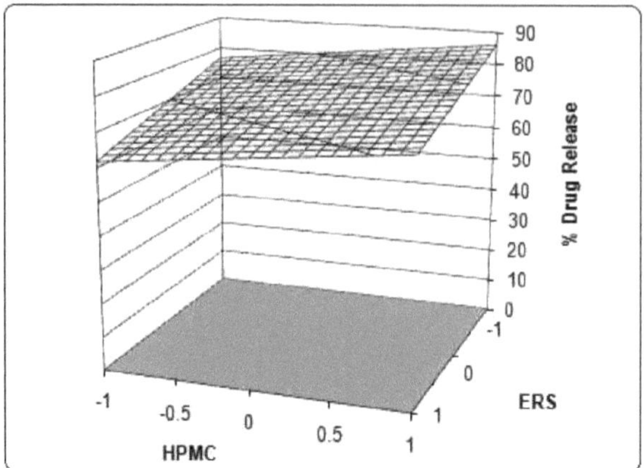

Figura 6.18: Gráfico da superfície de resposta para a libertação do fármaco (Grupo B).

Y = 73,9333 + 4,6683 XI - 7,6433 X2

Ao comparar os resultados de ambos os grupos, a libertação do fármaco é sustentada durante mais tempo nas formulações do Grupo B do que nas do Grupo A. Isto pode dever-se à utilização de diferentes tipos de Eudragit durante o desenvolvimento da formulação. O ERL tem um valor alcalino mais elevado (23,9-32,3 mg) do que o do ERS (12,1-18,3 mg), pelo que o ERL é mais hidrofílico do que o ERS. Devido à menor hidrofilicidade do ERS, as formulações do Grupo B mostram uma ligeira maior sustentação da libertação do fármaco. Assim, para manter a libertação do fármaco do sistema de matriz, a utilização de ERS é mais benéfica do que a utilização de ERL no desenvolvimento do sistema transdérmico de matriz de MT. Assim, a partir da avaliação dos adesivos transdérmicos de ambos os grupos, verificou-se que a formulação B3 é a mais promissora, indicando uma composição optimizada. Por conseguinte, decidiu-se utilizá-la para estudos posteriores, como o teste de irritação cutânea e os estudos de estabilidade.

6.3.3. Estudo de irritação cutânea

A observação dérmica do estudo de irritação da pele é apresentada na Tabela 7.17. No Grupo I, não há sinais de eritema ou edema após 24 horas de aplicação, mas há um eritema ou edema muito ligeiro observado em alguns coelhos após a aplicação de 72 horas. O Índice de Irritação Primária para o teste foi de 0,083 e indica uma irritação quase impercetível. O teste de irritação cutânea da formulação transdérmica mostrou uma pontuação de irritação cutânea (eritema e edema) inferior a 1. De acordo com Draize et al, as formulações que produzem pontuações de 2 ou menos são consideradas negativas (sem irritação cutânea) (240). Por conseguinte, as formulações transdérmicas desenvolvidas estão isentas de irritação cutânea. No Grupo II, que contém formalina como irritante padrão, a reação de irritação cutânea foi ligeira a grave.

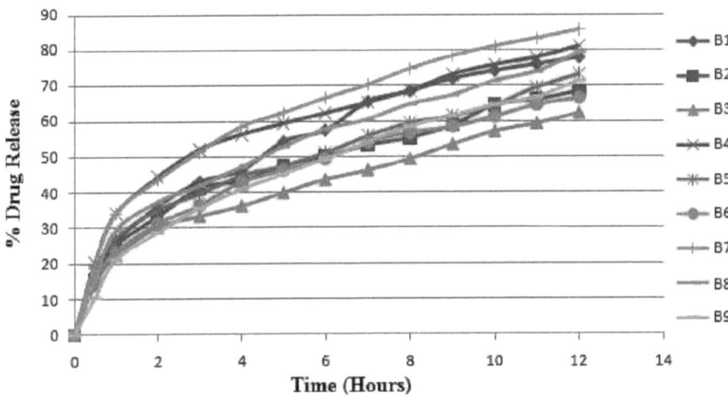

Figura 6.19: Perfil de libertação do fármaco (Grupo B).

Quadro 6.17: Observação dérmica do teste de irritação cutânea

Rabbit No.	Reaction	Standard		Test	
		24 Hrs	72 Hrs	24 Hrs	72 Hrs
1	Erythema	2	3	0	0
	Edema	1	2	0	0
2	Erythema	1	2	0	0
	Edema	2	3	0	1
3	Erythema	1	2	0	0
	Edema	2	2	0	0
4	Erythema	2	3	0	1
	Edema	1	3	0	0
5	Erythema	2	3	0	0
	Edema	1	2	0	0
6	Erythema	1	3	0	0
	Edema	1	2	0	0

6.3.4. Ensaios de estabilidade

No presente trabalho, foi efectuado um estudo de estabilidade da formulação selecionada (B3) a 40 ± 0,5 °C e 75 ± 5 % HR durante 3 meses, utilizando uma câmara de ensaio ambiental programável (Remi, Índia). As amostras foram avaliadas quanto a parâmetros físico-químicos como espessura, planicidade, resistência à dobragem, resistência à tração, teor de humidade e absorção de humidade, teor de fármaco e perfil de libertação do fármaco.

Quadro 6.18: Resultado do ensaio de estabilidade

Sr. No.	Test Parameters	Results
1	Thickness (mm)	0.18 ± 0.04
2	Flatness (%)	99.97 ± 0.06
3	Folding endurance	155 ± 3.15
4	Tensile strength (kg/cm^2)	0.742 ± 0.12
5	Moisture content (%)	2.27 ± 0.08
6	Moisture uptake (%)	6.02 ± 0.79
7	Drug content (%)	99.44 ± 1.05

Os resultados são a média de observações em triplicado ± DP

A porcentagem de liberação do medicamento do adesivo após o período de estabilidade é apresentada na Tabela 6.19, juntamente com os dados de liberação antes da realização do estudo de estabilidade da formulação otimizada (B3). Os dados indicam que o adesivo transdérmico preparado mostra quase a mesma liberação do medicamento. O resultado dos estudos de estabilidade indica que a formulação é bastante estável em condições aceleradas.

Tabela 6.19: Dados de libertação do medicamento para o estudo de estabilidade

Time (Hours)	% Drug release of B3	% Drug release of B3*
1	22.31	21.44
2	30.15	28.83
3	33.23	34.12
4	36.16	35.51
5	39.83	40.25
6	43.51	43.17
7	46.14	45.82
8	49.29	49.41
9	53.36	53.22
10	56.99	57.05
11	59.23	59.11
12	62.12	61.94

Os resultados são a média de observações em triplicado

B3* indica os resultados após o período de estabilidade

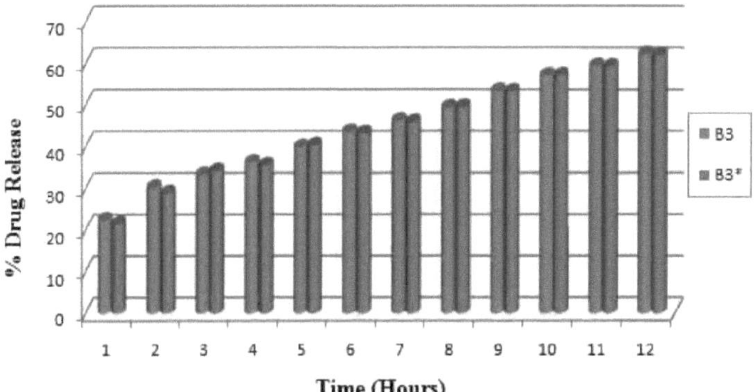

Figura 6.20: Comparação da libertação do fármaco de B3 e B3* (indica os resultados após o período de estabilidade)

6.4. Iontoforese

No presente estudo, o efeito sinérgico do potenciador de penetração química com a iontoforese foi observado juntamente com o efeito da intensidade da corrente na permeação do fármaco. A Tabela 6.20 mostra os dados de permeação do fármaco após 10 horas.

Quadro 6.20: Dados relativos à permeação de fármacos

Trial	% Drug Permeated
C1	22.74 ± 2.68
C2	40.23 ± 2.41
C3	59.12 ± 1.32
C4	72.95 ± 1.05
C5	70.21 ± 2.29
C6	85.32 ± 1.57

Os resultados são a média de observações em triplicado ± DP

A Figura 6.21 mostra o efeito do DMSO na permeação da MT através da pele de rato sem pelo durante a difusão passiva.

Observa-se que o DMSO aumenta o transporte do fármaco através da pele do rato sem pelo, em comparação com o ensaio Cl, em que não foi utilizado qualquer intensificador de penetração. Quando a iontoforese foi utilizada em conjunto com o DMSO, produziu um maior transporte do fármaco em comparação com a iontoforese isolada.

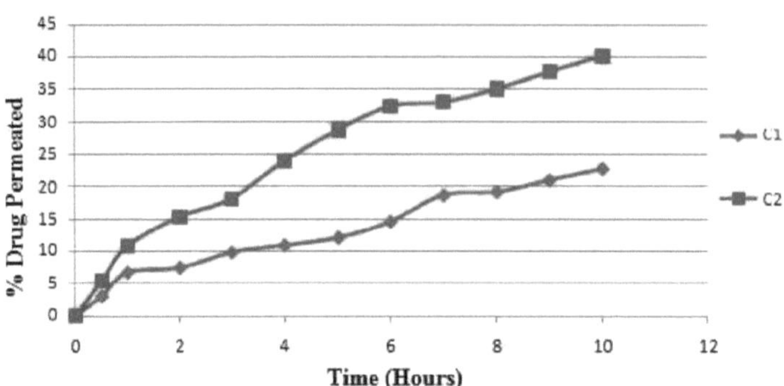

Figura 6.21: Efeito do DMSO no transporte de MT durante a difusão passiva.

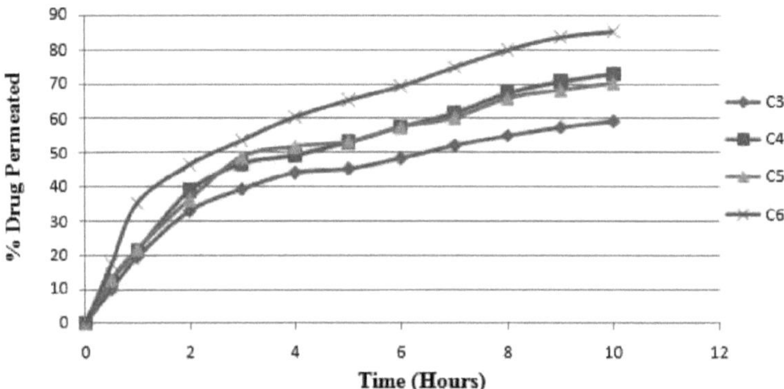

Figura 6.22: Efeito do DMSO e de diferentes intensidades de corrente no transporte de MT durante a iontoforese.

A maioria dos potenciadores de penetração actua alterando as propriedades fluidas dos lípidos do stratum comeum, ou alterando a conformação, ou desnaturando as proteínas da pele. O DMSO é um solvente aprótico e o mecanismo68 pelo qual torna a pele mais permeável é i) a sua capacidade de induzir a fusão e a diferenciação celular e de aumentar a permeabilidade das membranas lipídicas, ii) induzindo poros de água nas bicamadas de dipalmitoil-fosfatidilcolina (DPPC), o que aumentaria a permeabilidade da pele, iii) também faz com que a membrana se torne mais flácida e propõe possíveis vias para o aumento da penetração de moléculas activas através da membrana lipídica.A adição de DMSO à solução dadora mostrou um aumento da permeabilidade da MT através da pele do rato, como se observa no resultado, sugerindo uma diminuição da resistência da barreira do stratum comeum pelo potenciador DMSO. A Figura 6.22 mostra o efeito do DMSO e de diferentes intensidades de corrente no transporte de MT durante a iontoforese. A permeação do fármaco também aumentou à medida que a intensidade da corrente aumentou de 0,25 para 0,5 mA/cm^2. Foi referido que a presença de um campo elétrico pode alterar a permeabilidade da pele, aumentando a fluidez dos lípidos através da polarização das proteínas da pele. A comparação dos dados de permeabilidade da MT de diferentes formulações é apresentada na Figura 6.23. O DMSO aumentou a permeabilidade do fármaco durante a difusão passiva; no entanto, foi maior durante a iontoforese. Como é evidente, a iontoforese associada ao DMSO aumentou a permeabilidade do MT em 3,75 vezes, em comparação com o fluxo passivo sem intensificador de penetração.

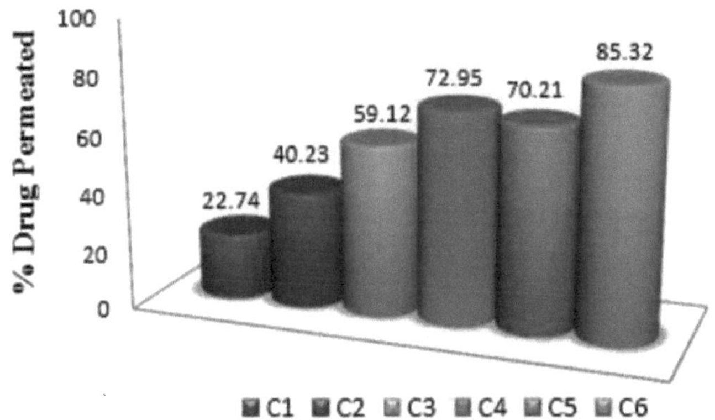

Figura 6.23: Percentagem de permeabilidade do MT de diferentes ensaios.

CAPÍTULO 7

Conclusão

O tartarato de metoprolol (TM) é um agente bloqueador seletivo dos receptores pl-adrenérgicos utilizado por rotina na terapêutica anti-hipertensiva oral. O metoprolol administrado por via oral é quase completamente absorvido (95%) e sofre uma eliminação hepática extensiva de primeira passagem, pelo que apenas 50% da dose inicial atinge a circulação sistémica. É um fármaco solúvel em água com uma semi-vida de cerca de 3-4 horas, pelo que é um candidato potencial para o presente trabalho sobre estudos transdentais. O presente trabalho centrou-se na preparação de adesivos transdentais de tipo matriz de MT com diferentes polímeros como HPMC, ERS e ERL. Foi também estudada a possibilidade de um efeito sinérgico de um potenciador de penetração química, DMSO e iontoforese no transporte transdenal dos fármacos.

Com base nos espectros FT-IR, o tartarato de metoprolol não interage com os três polímeros, pelo que é adequado para a preparação de pensos transdentais. A planicidade do Grupo A e do Grupo B foi muito próxima de cem, pelo que os pensos preparados não se contraem quando são aplicados na pele. A resistência à dobragem e a resistência à tração aumentaram com o aumento da quantidade de ERL ou ERS. O teor de humidade e a absorção de humidade foram encontrados no limite, pelo que os pensos preparados são estáveis. O perfil de libertação do fármaco in vitro do Grupo A e B indica que a libertação do fármaco é sustentada com o aumento da quantidade de ERL ou ERS nos respectivos adesivos. Verifica-se também que o ERS proporciona uma libertação mais sustentada do fármaco solúvel em água, MT, do que o ERL. Por conseguinte, o ERS cumpre o nosso objetivo de manter a libertação do tartarato de metoprolol a partir dos adesivos transdentais do tipo matriz. O estudo de irritação cutânea indica que os polímeros (HPMC, ERS e ERL) e o fármaco não têm potencial para causar efeitos irritantes na pele. O resultado dos estudos de estabilidade do lote optimizado selecionado (B3) indica que o penso transdérmico preparado manteve as suas propriedades durante um período mais longo. Por conseguinte, é bastante estável a 40°C e 75% de H.R. durante três meses.

O resultado da iontoforese indica que o DMSO em conjunto com a iontoforese melhorou a permeação do fármaco em 3,75 vezes em relação à difusão passiva sem o intensificador de permeação química.

O nosso objetivo é desenvolver uma formulação de libertação sustentada de tartarato de metoprolol e aumentar a taxa de permeação através da pele utilizando o efeito sinérgico da iontoforese e do potenciador de permeação química, o que poderá ser útil para o tratamento mais prolongado de doenças cardíacas e também para melhorar a biodisponibilidade do fármaco. No entanto, são necessários mais estudos in vivo para justificar o efeito da manutenção da entrega e do aumento da permeabilidade da MT, bem como são necessários mais lotes reprodutíveis de formulação optimizada de adesivos de matriz e formulação iontoforética para planear a verificação da reprodutibilidade e estabilidade.

CAPÍTULO 8

Referências

1. Aulton M. E., Pharmaceutics: The Science of Dosage Form Design, 2ª edição, Churchill Livingstone, 2002, 1-12, 499-533.

2. Lição 24: Conceitos de sistemas de distribuição, www.rocw.raifoundation.org/biotechnology/MSc Bioinformatics/drugdelivery/lecture-notes/lecture-24.pdf.

3. Chen H. et al., Oral particulate delivery: status and future trends, Adv. Drug Deliv. Rev. 34, 1998, 339-350.

4. Chien Y. W. Medicamentos sistémicos controlados por via transdérmica, Marcel Dekker, Inc., EUA. EUA, 1987,1- 21.

5. Stamatialis D. F. et al., Medical applications of membranes: Drug delivery, artificial organs and tissue engineering, J. Membr. Sci. 308, 2008, 1-34.

6. Walters K. A., Dermatological and Transdermal Formulations, Marcel Dekker, Inc., Nova Iorque, 2002, 1-39. Nova Iorque, 2002, 1-39.

7. Finnin B. C. et al., Transdermal Penetration Enhancers: Applications, Limitations, and Potential, J. Pharm. Sci. 88 (10), 1999, 955-958.

8. Wang F. et al., Cellulose acetate membranes for transdermal delivery of scopolamine base, Materials Science and Engineering. C 20, 2002, 93-100.

9. Hampton T., Breaking barriers in transdermal drug delivery, JAMA, 293 (17), 2005, 2083.

10. Robert L., Transdermal drug delivery: past progress, current status and future prospects, Adv. Drug Deliv. Rev. 56, 2004, 557-558.

11. Allen L. V. et al., AnseF's Pharmaceutical Dosage Forms and Drug Delivery Systems, 8th edi, Lippincott Williams & Wilkins, 2005,298-315.

12. Karabiyikoglu M., New frontiers in transdermal drug delivery systems, Drug Delivery Report Spring/Summer, 2007, 28-30.

13. Mojtaba S. et al., Transdermal excipients effect on adhesion strength of a pressure sensitive adhesive, Iranian Polymer Journal. 12 (3), 2003, 243-248.

14. Vyas S. P. et al., Controlled Drug Delivery: Concepts and Advances. Vallabh Prakashan, 1ª edição, 2002,411-447.

15. Cevc G. et al., Overcoming semipermeable barriers, such as the skin, with ultra-deformable mixed lipid vesicles, transfersomes, liposomes, or mixed lipid micelles, Langmuir. 19, 2003, 10753-10763.

16. Lim K. H. et al., New extensometer to measure in vivo uniaxial mechanical properties of human skin, Journal of Biomechanics. 41, 2008, 931-936.

17. Hadgraft J., Skin deep, Eur. J. Pharm. Biopharm. 58, 2004,291-299.

18. Foldvari M., Non-invasive administration of drugs through the skin: challenges in delivery system design, Pharm. Sei. Technol. To. 3,2000, 417-425.

19. Barry B. W., "Dermatological formulations: Absorção percutânea", Drugs and Pharmaceutical Sciences. Marcel Dekker, Inc. Nova Iorque, 18, 1983, 1-39.

20. Banker G. S. et al., Modem Pharmaceutics, 4ª edição, Marcel Dekker, Inc., Nova Iorque, 2002, versão eletrónica. Nova Iorque, 2002, Versão eletrónica.

21. Chandrasekaran S. et al., Characterization of surface micromachined metallic micro- Needles, J. Microelectromech. Syst. 12 (3), 2003, 289-295.

22. Bouwstra J. A. et al., Structure of the skin barrier and its modulation by vesicular Formulations, Prog. Lipid

Res. 42 (1), 2003,1-36.

23. Steinstrasser I. et al., Dermal metabolism of topically applied drugs: Pathways and models reconsidered, Pharm. Ata Helv. 70 (1), 1995, 3-24.

24. Hadgraft J. W. et al., Absorção percutânea, The Journal of Pharmacy and Pharmacology. 8,1956, 625-634.

25. Menon G. K., New insights into skin structure: scratching the surface, Adv. Drug Deliv. Rev. 54,2002,S3-S17.

26. Bouwstra J. A. et al., Skin structure and mode of action of vesicles, Adv. Drug Deliv. Rev. 54, 2002, S41-S55.

27. Cevc G., Lipid vesicles and other colloids as drug carriers on the skin, Adv. Drug Deliv. Rev. 56 (5), 2004, 675-711.

28. Hadgraft J., Skin: the final frontier. Int. J. Pharm. 224, 2001, 1-18.

29. Iyer M. et al., QSAR Analysis of skin penetration enhancers, J. Chern. Inf. Model. 47, 2007, 1130-1149.

30. Ramachandran C. et al., Transdermal delivery of drugs for the treatment of bone diseases, Adv. Drug Deliv. Rev. 42, 2000, 197-223.

31. Bos J. D. et al., The 500 Dalton rule for the skin penetration of chemical compounds and drugs, Exp Dermatol. 9, 2000, 165-169.

32. Barry B. W., Novel mechanisms and devices to enable successful transdermal drug Delivery, Eur. J. Pharm. Sci. 14, 2001, 101-114.

33. Moser K. et al., Passive skin penetration enhancement and its quantification in-vitro, Eur. J. Pharm. Biopharm. 52, 2001, 103-112.

34. Schulmeister L., Transdermal drug patches, Nursing. 35 (1), 2005, 48-52.

35. Kalia Y. N., Modeling transdermal drug release, Adv. Drug Deliv. Rev. 48, 2001, 159-172.

36. Xing M. M. Q. et al., Interfacial kinetics effects on transdermal drug delivery: a computer modeling, Skin Research and Technology. 2007, 1-8.

37. Bracht S., Sistemas Terapêuticos Transdérmicos: A Review. Drug Delivery, Inovação em Tecnologia Farmacêutica, 92-98, www.pharmatech.com

38. Finnin B. C., Transdermal Drug Delivery - What to Expect in the Near Future, Pharmatech. 2003, 192-193.

39. Langer R., Polymer-Controlled Drug Delivery Systems, Acc. Chem. Res. 26,1993, 537-542.

40. Kim J. et al., Polymers for bioimaging. Prog. Polym. Sci. 32, 2007, 1031-1053.41.

41. Thacharodi D. et al., Development and in vitro Evaluation of chitosan-based transdermal drug delivery systems for the controlled delivery of propranolol hydrochloride, Biomoterials. 16,1995, 145-148.

42. Kandavilli S. et al., Polymers in Transdermal Drug Delivery Systems, Pharmaceutical Technology. 2002, 62-80.

43. Mehdizadeh A. et al., Conceção e avaliação in vitro de novas formulações adesivas de fentanil em adesivos transdérmicos, Ata Pharm. 54, 2004, 301-317.

44. Modamio P. et al., A comparative in vitro study of percutaneous penetration of P-blockers in human skin, Int. J. Pharm. 194, 2000,249-259.

45. Guyot M. et al., Design and in vitro evaluation of adhesive matrix for transdermal delivery of propranolol, Int. J. Pharm. 204, 2000, 171-182.

46. Cho C. et al, Enhanced transdermal delivery of atenolol from the ethylene-vinyl acetate matrix, Int. J. Pharm. 287, 2004, 67-71.

47. Gregorios G. et al., Development and in vitro evaluation of furosemide transdermal formulations using

experimental design techniques, hit. J. Pharm. 281,2004, 35-43.

48. Peira E. et al., Transdermal permeation of apomorphine through hairless mouse skin from microemulsion, Int. J. Pharm. 226,2001, 47-51.

49. Csoka I. et al., In vitro and in vivo percutaneous absorption of topical dosage forms: case studies, hit. J. Pharma. 291, 2005, 11-19.

50. Nicoli S. et al., Release and permeation kinetics of caffeine from bioadhesive transdermal films, The AAPS Journal. 7 (1), 2005, E218-E223.

51. Zhan X. et al., Libertação de clonidina por ordem zero controlada por membrana de poli (2-hidroxi-3-fenoxipropilacrilato, acrilato de 4-hidroxibutilo, maleato de dibutilo), Eur. J. Pharm. Biopharm. 66, 2007, 429-434.

52. Zhan X. et al., A new poly (2-hydroxy-3-phenoxypropylacrylate, 4-hydroxybutyl acrylate, diethyl maleate) membrane controlled clonidine linear release in the transdermal drug delivery system, European Polymer Journal. 43, 2007, 1588-1594.

53. Zhan X. et al., A new copolymer membrane controlling clonidine linear release in a transdermal drug delivery system, Int. J. Pharm. 322, 2006, 1-5.

54. Sutinen R. et al., Water-activated, pH-controlled patch in transdermal administration of timolol II. Drug absorption and skin irritation, Eur. J. Pharm. Sci. 11, 2005, 25-31.

55. Murthy S. et al., Clinical pharmacokinetic and pharmacodynamic evaluation of transdermal drug delivery systems of salbutamol sulfate, hit. J.Pharm. 287, 2004, 47-53.

56. Ahmed A. et al., Penciclovir solubility in Eudragit films: a comparison of X-ray, thermal, microscopic and release rate techniques, Journal of Pharmaceutical and Biomedical Analysis. 34, 2004, 945-956.

57. Kotiyan P. N. et al., Eudragits: Role as crystallization inhibitors in drug-in-adhesive transdermal systems of estradiol, Eur. J. Pharm. Biopharm. 52,2001, 173-180.

58. Arabi H. et al., Preparation of a transdermal delivery system and effect of membrane type for scopolamine drug, Iranian Polymer Journal. 11 (4), 2000, 245-250.

59. Paice J. A. et al., Morphine bioavailability from a tropical gel formulation in volunteers, Journal of Pain and Symptom Management. 35 (3), 2008, 314-320.

60. Golovenko N. Y. et al., Biokinetics of transdermal 3-Hydroxyphenazepam, Bulletin of Experimental Biology and Medicine. 134 (9), 2002,295-298.

61. Hadgraft J. et al., pH, pKa and dermal delivery, Int. J. Pharm. 200, 2000, 243-247.

62. Takahashi Y. et al., Transdermal absorption of propofol in rats, Biol. Pharm. Bull. 28 (5), 2005, 870-875.

63. Cleary G. W. et al, Transdermal and Transdermal-like delivery system opportunities, Business Briefing: Pharmtech. 2004, 1-6.

64. Wokovich A. M. et al., Transdermal drug delivery system (TDDS) adhesion as a critical safety, efficacy and quality attribute, Eur. J. Pharm. Biopharm. 64, 2006,1-8.

65. Walters K. A., Drug Delivery: Rotas tópicas e transdérmicas. In: Swarbrick J., Encyclopedia of Pharmaceutical Technology, 3rd edi., Vol. 1, Informa Healthcare USA, Inc., Nova Iorque, 2007, 1311-1325.

66. Williams A. C. et al., Penetration enhancers, Adv. Drug Deliv. Rev. 56,2004, 603-618.

67. Hadgraft J., Passive enhancement strategies in topical and transdermal drug delivery, hit. J. Pharm. 184, 1999,1-6.

68. Notman R. et al., Molecular basis for dimethylsulfoxide (DMSO) action on lipid membranes, J. Am. Chern. Soc. 128, 2006,13982-13983.

69. Roderick B. et al., The role of percutaneous penetration enhancers, Adv. Drug Deliv. Rev. 18, 1996, 295-301.

70. Megrab N. A. et al., Oestradiol permeation across human skin, silastic and snake skin membranes: the effects

of ethanol/water co-solvent systems, Int. J. Pharm. 116, 1995,101-112.

71. Pershing L. K. et al., Mechanism of ethanol-enhanced estradiol permeation across human skin in vivo, Pharm. Res. 7, 1990, 170-175.

72. Jain A. K. et al., Transdermal drug delivery of imipramine hydrochloride: I. Efeito dos terpenos, J. Control. Rei. 79,2002, 93-101.

73. El-Kattan A. F. et al., The effect of terpene enhancer lipophilicity on the percutaneous permeation of hydrocortisone formulated in HPMC gel systems, Int. J. Pharm. 198, 2000, 179- 189.

74. Menon G. K. et al., Ultrastructural effects of some solvents and vehicles on the stratum comeum and other skin components: evidence for an ""extended mosaic-partitioning model of the skin barrier"", In: M.S. Roberts, K.A. Walters (Eds.), Dermal Absorption and Toxicity Assessment, Marcel Dekker, Nova Iorque, 1998, 727-751.

75. Cai X. et al., Environmental significance of the diclofop-methyl and cyclodextrin inclusion complexes, Journal of Environmental Science and Health Part B. 41, 2006, 1115-1129.

76. Pose B. et al., Sulphamethizole-cyclodextrin hydroxy propyl methyl cellulose multicomponent complexes, Journal of Thermal Analysis and Calorimetry. 68, 2002, 657-.667.

77. Challa R. et al., Cyclodextrin in drug delivery: Uma revisão actualizada, AAPS PharmSciTech. 6 (2), 2005, E328-E357.

78. Siguroardottir A. M. et al., The effect of polyvinylpyrrolidone on cyclodextrin complexation of hydrocortisone and its diffusion through hairless mouse skin, Int. J. Pharm. 126, 1995, 73-78.

79. Loftsson, T. et al., Cyclodextrins in topical drug formulations: theory and practice, Int. J. Pharm. 225, 2001, 15-30.

80. Duncan R. et al., Dendrimer biocompatibility and toxicity B, Adv. Drug Deliv. Rev.57, 2005, 2215-2237.

81. Svenson S. et al., Dendrimers in biomedical applications-reflections on the field, Adv. Drug Deliv. Rev. 57, 2005,2106-2129.

82. Aulenta F. et al., Dendrimers: a new class of nanoscopic containers and delivery devices, European Polymer Journal. 39, 2003, 1741-1771.

83. Yiyun C. et al., Dendrimers as potential drug carriers. Part I. Solubilization of nonsteroidal anti-inflammatory drugs in the presence of polyamidoamine dendrimers, Eur. J. Med. Chem. 40, 2005, 1188-1192.

84. Chauhan A. S. et al., Dendrimer-mediated transdermal delivery: Enhanced bioavailability of indomethacin, J. Control. Rei. 90, 2003, 335-343.

85. Wang Z. X. et al., Novel transdermal drug delivery system with polyhydroxyalkanoate and starburst poly(amidoamine) dendrimer, J. Biosci. Bioeng. 95, 2003, 541-543.

86. Wang Z. X. et al., Mechanism of enhancement effect of dendrimer on transdermal drug permeation through polyhydroxyalkanoate matrix, J. Biosci. Bioeng. 96, 2003, 537-540.

87. Tsai J.C. et al., Metabolic approaches to enhance transdermal drug delivery. 1. Efeito dos inibidores da síntese lipídica, J. Pharm. Sci. 85, 1996, 643-648.

88. Patil S. et al., Epidermal enzymes as penetration enhancers in transdermal drug delivery? J. Pharm. Sci. 85, 1996, 249-252.

89. Batheja P. et al., Transdermal iontophoresis, Drug Delivery. 2007,46-48.

90. Gordon R. D. et al., Four myths about transdermal drug delivery, Drug Delivery Technology 3 (4), 2003.

91. Kumar R. et al., Modified transdermal technologies: Breaking the barriers of drug permeation via the skin, Trop. J. Pharm. Res. 6 (1), 2007, 633-644.

92. Rautio J. et al., In vitro evaluation of acyloxyalkyl esters as dermal prodrugs of ketoprofen and naproxen, J. Pharm. Sci. 87 (12), 1998, 1622-1628.

93. Bonina F. P. et al., In vitro and in vivo evaluation of polyoxyethylene esters as dermal prodrugs of ketoprofen, naproxen and diclofenac, Eur. J. Pharm. Sci. 14, 2001, 123-134.

94. Stinchcomb A. L. et al., Straight-chain naltrexone ester prodrugs: Difusão e biotransformação concomitante de esterase na pele humana, J. Pharm. Sci. 91, 2002, 2571- 2578.

95. Sung K. et al., Transdermal delivery of nalbuphine and its prodrugs by electroporation, Eur. J. Pharm. Sci. 18, 2003, 63-70.

96. Stinchcomb A. L. et al., Permeation of buprenorphine and its 3-alkyl-ester prodrugs through human skin, Pharm. Res. 13, 1996,1519-1523.

97. Ahmed S. et al., Evaluation of stereoselective transdermal transport and concurrent cutaneous hydrolysis of several ester prodrugs of propranolol: Mechanism of stereoselective permeation, Pharm. Res. 13,1996,1524-1529.

98. Puglia C. et al., Evaluation of alternative strategies to optimize ketorolac transdermal delivery (Avaliação de estratégias alternativas para otimizar a administração transdérmica de cetorolac), AAPS PharmSciTech. 7 (3), 2006, E1-E9.

99. Fini A. et al., Formation of ion-pairs in aqueous solutions of diclofenac salts, Int. J. Pharm. 187,1999, 163-173.

100. Valenta C. et al., The dermal delivery of lignocaine: influence of ion pairing, Int. J. Pharm. 197,2000, 77-85.

101. Trotta M. et al., Influence of counter ions on the skin permeation of methotrexate from wateroil microemulsions, Pharm. Ata Helv. 71,1996, 135-140.

102. Trotta M. et al., Influence of ion pairing on topical delivery of retinoic acid from microemulsions. J. Control. Rei. 86, 2003, 315-321.

103. Hatanaka T. et al., Ion pair skin transport of a zwitterionic drug, cephalexin, J. Control. Rei. 66, 2000, 63-71.

104. Stott P. W. et al., Transdermal delivery from eutectic systems: enhanced permeation of a model drug, ibuprofen, J. Control. Rei. 50, 1998, 297-308.

105. Woolfson A. et al., Rheological, mechanical and membrane penetration properties of novel dual drug systems for percutaneous delivery, J. Control. Rei. 67, 2000, 395-408.

106. Stott P. W. et al., Mechanistic study into the enhanced transdermal permeation of amodel 0- blocker, propranolol, by fatty acids: a melting point depression effect, Int. J. Pharm. 219, 2001, 161-176.

107. Kang L. S. et al., Estudos físico-químicos de sistemas binários lidocaína-mentol para melhorar o transporte de membrana. Int. J. Pharm. 206,2000, 35-42.

108. Kalia Y. et al., lontophoretic drug delivery, Adv. Drug Deliv. Rev. 56, 2004, 619-658.

109. Gazelius B., Iontophoresis-Theory, http://www.perimed.se.

110. Roberts M. S. et al., Mechanism of transdermal drug delivery, Marcel Dekker Inc, Nova Iorque, 1997, 291-49.

111. Gelfuso G. M. et al., The Effect of pH and ionic strength on topical delivery of a negatively charged porphyrin (TPPS4), J. Pharm.Sci. 1-9.

112. Fitzpatrick D. et al., Release characteristics of anionic drug compounds from liquid crystalline gels I: Libertação passiva através de membranas não limitadoras de taxa, Int. J. Pharm. 301, 2005,226-236.

113. Hansen R., Iontophoresis, http://www.SportParma.com.

114. Coston A. F. et al., Iontophoresis: modeling, methodology, and evaluation, Cardiovascular Engineering: An International Journal, 1 (3), 2001, 127-136.

115. Scott E. R. et al., lontophoretic transport through porous membranes using scanning electrochemical microscopy: Aplicação a estudos in vitro de fluxos de iões através da pele, Anal. Chem. 65,1993,1537-1545.

116. Guy R. H. et al., Iontophoresis: electrorepulsion and electroosmosis, J. Control. Rei. 64,2000, 129-132.

117. Tyle P., Iontophoresis Devices for Drug Delivery, Pharm. Res. 3 (6), 1986, 318-326.

118. Hirvonen J. et al., Current profile regulates iontophoretic delivery of amino acids across the skin, J. Control. Rei. 37, 1996, 239-249.

119. Peck K. D. et al., Flux enhancement effects of ionic surfactants upon passive and electroosmotic transdermal transport, J. Pharm. Sci. 87, 1998, 1161-1169.

120. Abla N. et al., Contributions of electromigration and electroosmosis to peptide, iontophoresis across intact and impared skin, J. Control. Rei. 108, 2005, 319-330.

121. Viscusi E. R. et al., Iontophoresis: The process behind noninvasive drug delivery, Regional Anesthesia and Pain Medicine. 30 (3), 2005, 292-294.

122. Delgado-Charro B. M. et al., Characterization of convective solvent flow during iontophoresis, Pharm. Res. 11, 1994, 929-935.

123. Shibaji T. et al., A mechanism of the high frequency AC iontophoresis, J. Control. Rei. 73, 2001, 37-47.

124. Schwendeman S. P. et al., Modulated drug release using iontophoresis through heterogeneous cation-exchange membranes: membrane preparation and influence of resin cross-linkage, Macromolecules. 25,1992, 2531-2540.

125. Vranken J. H. et al., Iontophoretic administration of S(C)-ketamine inpatients with intractable central pain: A placebo-controlled trial, Pain. 118, 2005,224-231.

126. Fitzpatrick D. et al., Release characteristics of anionic drug compounds from liquid crystalline gels III: Chemical and iontophoretic enhancement of delivery across non rate-limiting membranes, Int. J. Pharm. 325, 2006, 90-98.

127. Mathy F. et al., Study of the percutaneous penetration of flurbiprofen by cutaneous and subcutaneous microdialysis after iontophoretic delivery in rat, J. Pharm. Sci. 94, 2005, 144-152.

128. Alvarez-Figueroa M. J. et al., Passive and iontophoretic transdermal penetration of methotrexate, Int. J. Pharm. 212, 2001,101-107.

129. Prasad R. et al., Transdermal iontophoresis delivery of methotrexate: physicochemical Considerations, Trends Biomater. Artif. Organa, 18(2), 2005, 187-190.

130. Delgado-Charro M. B. et al., Iontophoresis of nafarelin: effects of current density and concentration on electrotransport in vitro, J. Control. Rei. 35, 1995, 35-40.

131. Stamatialis D. F. et al., Controlled transport of timolol maleate through artificial membranes under passive and iontophoretic conditions, J. Control. Rei. 81,2002, 335-345.

132. Mitragotri S., Synergistic effect of enhancers for transdermal drug delivery, Pharm. Res. 17 (11), 2000,1354-1359.

133. Higaki K. et al., Strategies for Overcoming the Stratum Comeum Chemical and Physical Approaches, Am. J. Drug Deliv. 1 (3), 2003, 187-214.

134. Prausnitz M. R. et al., Transdermal transport efficiency during skin electroporation and iontophoresis, J. Control. Rei. 38,1996, 205-217.

135. Pliquett U. et al., A propagating heat wave model of skin electroporation, Journal of Theoretical Biology. 251, 2008, 195-201.

136. Teissie J. et al., Electropermeabilization of cell membranes, Adv. Drug Deliv. Rev. 35,1999, 3-19.

137. Vanbever R. et al., In vivo efficacy and safety of skin electroporation, Adv. Drug Deliv. Rev. 35, 1999, 77-88.

138. Vanbever R. et al., Transdermal delivery of metoprolol by electroporation, Pharm. Res. 11, 1994, 1657-1662.

139. Vanbever R. et al., Transdermal delivery of fentanyl by electroporation. II. Mecanismos envolvidos no

transporte do fármaco, Pharm. Res. 13,1996, 1359-1365.

140. Vanbever R. et al., Permeação transdérmica de moléculas neutras por electroporação. J. Control. Rei. 54, 1998, 243-250.

141. Weaver J. C. et al., Teoria da electroporação: uma revisão, Bioelectrochem. Bioenerg. 41,1996, 135-160.

142. Pliquett U., Mechanistic studies of molecular transport due to skin electroporation, Adv. Drug Deliv. Rev. 35,1999,41-60.

143. Lombry C. et al., Transdermal delivery of macromolecules using skin electroporation, Pharm. Res. 17 (1), 2000, 32-37.

144. Saliba S. et al., Phonophoresis and the absorption of dexamethasone in the presence of an oclusive dressing, Journal of Athletic Training. 42 (3), 2007, 349-354.

145. Tang H. et al., An investigation of the role of cavitation in low frequency ultrasound mediated transdermal drug transport, Pharm. Res. 19,2002,1160-1169.

146. Terahara T. et al., Porous resins as a cavitation enhancer for low-frequency sonophoresis, J. Pharm. Sci. 91, 2002, 753-759.

147. Mitragotri S. et al., Determination of threshold energy dose for ultrasound-induced transdermal drug transport, J. Control. Rei. 63, 2000, 41-52.

148. Meidan V. M. et al., Phonophoresis - is it a reality? Int. J. Pharm. 118, 1995, 129-149.

149. Holt R. G. et al., Measurements of bubble-enhanced heating from focused MHzfrequency ultrasound in a tissue-mimicking material, Ultrasound Med. Biol. 27, 2001, 1399-1412.

150. Machet L. et al., Phonophoresis: efficiency, mechanisms and skin tolerance, Int. J. Pharm. 243,2002, 1-15.

151. Hikima T. et al., The effect of ultrasound application on skin metabolism of prednisolone 21 - acetate, Pharm. Res. 15, 1998,1680-1683.

152. Le L. et al., Combined effect of low frequency ultrasound and iontophoresis: application for transdermal heparin delivery, Pharm. Res. 17, 2000, 1151-1154.

153. Johnson M. E. et al., Synergistic effects of chemical enhancers and therapeutic ultrasound on transdermal drug delivery, J. Pharm. Sci. 85, 1996, 670-679.

154. Kost J. et al., Synergistic effect of electric field and ultrasound on transdermal transport, Pharm. Res. 13,1996, 633-638.

155. Meidan V. M. et al., Low intensity ultrasound as a probe to elucidate the relative follicular contribution to total transdermal absorption, Pharm. Res. 15, 1998, 85-92.

156. Simonin J., On the mechanisms of in vitro and in vivo phonophoresis, J. Control. Rel.33, 1995, 125-141.

157. Apostolos G. et al., Transdermal drug delivery with a pressure wave, Adv.Drug Deliv. Rev. 56, 2004, 559-579.

158. Soukos N. S. et al., Photomechanical drug delivery into microbial biofilms, Pharm. Res. 17, 2000, 405-409.

159. Lin T. et al., Transporte nuclear por transientes de pressão induzidos por laser. Pharm. Res. 20, 2003, 879-883.

160. Lee S. et al., Permeabilização e recuperação do estrato córneo in vivo: A sinergia de ondas fotomecânicas e lauril sulfato de sódio, Lasers in Surgery and Medicine. 29,2001,145- 150.

161. Lee S. et al., Topical drug delivery in humans with a single photomechanical wave, Pharm. Res. 16, 1999,1717-1721.

162. Murthy S. N. et al., Physical and chemical permeation enhancers in transdermal delivery of terbutaline sulphate, AAPS PharmSciTech, 2 (1), 2001, 1-5.

163. Sintov A. C. et al., Radiofrequency-driven skin micro-channeling as a new way for electrically assisted transdermal delivery of hydrophilic drugs, J. Control. Rei. 89, 2003, 311-320.

164. TransPharma Medical Ltd., A Unique and Comprehensive Approach to Transdermal Drug Delivery, Pharmatech. 2004, 1-4.

165. Wermeling D. P. et al., Microneedles allow transdermal delivery of a skinimpermeant medication to humans, PNAS. 105 (6), 2008, 2058-2063.

166. Stoeber B. et al., Arrays of hollow out-of-plane microneedles for drug delivery, J. Microelectromech. Syst. 14 (3), 2005, 472-479.

167. Henry S. et al., Microfabricated microneedles: a novel method to increase transdermal drug delivery, J. Pharm. Sci. 87, 1998, 922-925.

168. Roxhed N. et al., Penetration-enhanced ultrasharp microneedles and prediction on skin interaction for efficient transdermal drug delivery, J. Microelectromech. Syst. 16 (6), 2007, 1429- 1440.

169. Prausnitz M. R., Microneedles for transdermal drug delivery. Adv. Drug Deliv. Rev. 56,2004, 581-587.

170. Lee J. W. et al., Dissolving microneedles for transdermal drug delivery, Biomaterials. 29, 2008,2113-2124.

171. Benson H. et al., Proteins and peptides: strategies for delivery to and across the skin, J. Pharm. Sci. 1-20.

172. Kaushik S. et al., Lack of pain associated with microfabricated microneedles, Anesth. Analg. 92, 2001, 502-504.

173. Davis S. P. et al., Hollow metal microneedles for insulin delivery to diabetic rats, IEEE Transactions on Biomedical Engineering. 52 (5), 2005, 909-915.

174. Daddona P., Desenvolvimento da tecnologia transdérmica Macroflux® para a administração de péptidos e proteínas terapêuticos, Drug Deliv. Tech. 2 (5), 2002, 54-57.

175. Lin W. et al., Transdermal delivery of antisense oligonucleotides with micro projection patch (Macroflux®) technology, Pharm. Res. 18 (12), 2001, 1789-1793.

176. Rathbone M. J., Hadgraft J., Roberts M. S. (eds.) Modified release drug delivery technology, Marcel Dekker, Inc., Nova Iorque, 126,2004, 471-619.

177. Schramm-Baxter J. et al., Needle-free jet injections: dependence of jet penetration and dispersion in the skin on jet power, J. Control. Rei. 97, 2004, 527-535.

178. Houser T. A. et al., Effectiveness of transdermal, needle-free injections for reducing pork carcass defects, Meat Science. 68, 2004, 329-332.

179. Stachowiak J. C. et al., Piezoelectric control of needle-free transdermal drug delivery, J. Control. Rei. 124,2007, 88-97.

180. Kendall M., Engineering of needle-free physical methods to target epidermal cells for DNA vaccination, Vaccine. 24, 2006, 4651-4656.

181. Giudice E. L. et al., Needle-free vaccine delivery, Adv. Drug Deliv. Rev. 58, 2006, 68-89.

182. Cevc G. et al., The skin: a pathway for systemic treatment with patches and lipid based agent carriers, Adv. Drug Deliv. Rev. 18, 1996, 349-378.

183. Touito E. e Barry B., Enhancement in drug delivery, CRC Press, 2006, 255-278.

184. Benson H., Transdermal drug delivery: Penetration enhancement techniques, Current Drug Delivery. 2,2005, 23-33.

185. Essa E. A. et al., Electrically assisted skin delivery of liposomal estradiol; phospholipid as damage retardant, J. Control. Rei. 95, 2004, 535-546.

186. Gupta P. N. et al., Non-invasive vaccine delivery in transfersomes, niosomes and liposomes: a comparative study, Int. J. Pharm. 293,2005, 73-82.

187. Dubey V. et al., Transdermal delivery of a pineal hormone: Melatonin via lipossomas elásticos, Biomaterials. 27, 2006, 3491-3496.

188. Touitou E. et al., Ethosomes-novel vesicular carriers for enhanced delivery: Caracterização e propriedades de penetração cutânea, J. Control. Rei. 65,2000, 403-418.

189. Dayan N. et al., Carriers for skin delivery of trihexyphenidyl HC1: Ethosomes vs. liposomes, Biomaterials. 21, 2000, 1879.

190. Touitou E. et al., Enhanced delivery of drugs into and across the skin by ethosomal carriers, Drug Devel. Res. 50,2000,406-415.

191. Schreier H. et al., Liposomes and niosomes as topical drug carriers: dermal and transdermal drug delivery, J. Control. Rei. 30,1994,1-15.

192. Vrhovnik M. et al., Liposomes as a topical delivery system: the role of size on transport studied by the EPR imaging, J. Control. Rei. 59, 1999, 87-97.

193. Waranuch N. et al., Controlled topical delivery of cyclosporin-A from nonionic liposomal formulations: mechanistic aspects, J. Liposome Res. 8, 1998, 225-238.

194. Cevc G. et al., Transdermal drug carriers: Propriedades básicas, otimização e eficiência de transferência no caso de péptidos aplicados por via epicutânea, J. Control. Rei. 36, 1995, 33-45.

195. Cevc G. et al., New, highly efficient formulation of diclofenac for the topical, transdermal administration in ultradeformable drug carriers Transfersomes, Biochim. Biophys. Ata. 1514, 2001, 191-205.

196. Hofer C. et al., Transcutaneous IL-2 uptake mediated by Transfersomes depends on concentration and fractionated application, Cytokine. 25, 2004, 141-146.

197. Paul A. et al., Transdermal immunisation with an integral membrane component, gap junction protein, by means of ultradeformable drug carriers, transfersomes, Vaccine.16 (213), 1998, 188- 195.

198. Cevc G. et al., Transfersomes- mediated transepidermal delivery improves the regiospecificity and biological activity of corticosteroids in vivo, J. Control. Rei. 45, 1997, 211- 226.

199. Mahor S. et al., Cationic transfersomes based topical genetic vaccine against hepatitis B, Int. J. Pharm. 340, 2007, 13-19.

200. Simon L., Analysis of heat-aided membrane-controlled drug release from a process control perspective, Int. J. Heat and Mass Transfer. 50, 2007, 2425-2433.

201. Murthy S. N. et al., Temperature influences the postelectroporation permeability state of the skin, J. Pharm. Sci. 93, 2004, 908-915.

202. Zars Inc., tecnologia de administração de medicamentos Zars, www.Zars.com/chadd.html.

203. Lipper-Man Ltd., Vantagens competitivas, www.lipperman.com/competitive.htm

204. Ferrara L. A. et al., Silicon dermabrasion tools for skin resurfacing applications, Medical Engineering & Physics. 25, 2003, 483-490.

205. Rice P. et al., Dermabrasion - a novel concept in the surgical management of sulphur mustard injuries, Bums. 26, 2000, 34-40.

206. Herdon T. O. et al., Transdermal microconduits by microscission for drug delivery and sample acquisition, BMC Medicine. 2 (12), 2004, 1-11.

207. Nangia A. et al., In vitro measurement of transepidermal water loss: a rapid alternative to tritiated water permeation for assessing skin barrier functions, Int. J. Pharm. 170,1998, 33-40.

208. Wu X. et al., Effects of prereatment of needle puncture and sandpaper abrasion on the in vitro skin permeation of fluorescein isothiocyanate (FITC)-dextran, Int. J. Pharm. 316,2006,102- 108.

209. Lee W. R. et al., Transdermal drug delivery enhanced and controlled by erbium:YAG laser: a comparative

study of lipophilic and hydrophilic drugs, J. Control. Rei. 75, 2001, 155-166.

210. Lee W. R. et al., The effect of laser treatment on skin to enhance and control transdermal delivery of 5-flurouracil, J. Pharm. Sci. 91 (7), 2002,1613-1626.

211. Wang K. H. et al., Erbium: YAG acelera a resposta da doença de Bowen tratada com 5-flurouracil tópico. Dermatol. Surg. 2004; 30(3): 441-5.

212. Lee W. R. rt al., Skin prereatment with an Er:YAG laser promotes the transdermal delivery of three narcotic analgesics, Lasers Med Sci. 22, 2007, 271-278.

213. Siddaramaiah et al., Chitosan/HPMC Polymer Blends for Developing Transdermal Drug Delivery Systems. Journal of Macromolecular Science®, Parte A: Química Pura e Aplicada. 43, 2006, 601-607.

214. Agrawal S. S. et al., Permeation studies of atenolol and metoprolol tartrate from three different polymer matrices for transdermal delivery, Indian J. Pharm. Sci.69 (4), 2007, 535-539.

215. Ganga S. et al., Effect of Azone on the iontophoretic transdermal delivery of metoprolol tartrate through human epidermis in vitro, J. Control. Rei. 42, 1996, 57-64.

216. Vanbever R. et al., Fator que afecta a administração transdérmica de metoprolol por electroporação, Bioelectrochemistry and Bioenergetics. 38,1995, 223-228.

217. Csoka G. et al., Application of sucrose fatty acid esters in transdermal therapeutic systems (Aplicação de ésteres de ácidos gordos de sacarose em sistemas terapêuticos transdérmicos), Eur. J. Pharm. Biopharm. 65, 2007, 233-237.

218. Hindes B. et al. Sistema de entrega de uma composição, Patente US n.º 7279556 Bl.

219. Tanwar Y. S. et al., Development and evaluation of carvedilol transdermal patches, Ata Pharm. 57, 2007, 151-159.

220. Nair A. et al., Delivery of metoprolol by esterification: A comparison of passive permeation and iontophoresis, Ata Pharmaceutica Sciencia. 48,2006, 179-193.

221. Gupta S. P. et al., Effective and controlled transdermal drug delivery of metoprolol tartarate, Indian J. Pharm. Sci. 67 (3), 2005, 346-350.

222. Aqil M. et al., Matrix type transdermal drug delivery systems of metoprolol tartrate: Caracterização in vitro, Ata Pharm. 53, 2003,119-125.

223. Mukherjee B. et al., A comparison between povidone-ethylcellulose and povidone eudragit transdermal dexamethasone matrix patches based on in vitro skin permeation, Eur. J. Pharm. Biopharm. 59,2005, 475-483.

224. Varghese E. et al., Enhanced skin permeation of diclofenac by iontophoresis: in vitro and in vivo studies, J. Control. Rei. 38, 1996, 21-27.

225. Wallace M. S. et al., Topical delivery of lidocaine in healthy volunteers by electroporation, electroincorporation, or iontophoresis: An evaluation of skin anesthesia, Regional Anesthesia and Pain Medicine. 26 (3), 2001,229-238.

226. Sweetman S., Martindale. The complete drug reference. London: Pharmaceutical Press. Versão eletrónica. (35ª edição).

227. Chrysant S. G., Fixed low-dose drug combination for the treatment of hypertension, Arch. Fam. Med. 7,1998, 370-376.

228. Anderson, Knoben, Troutman (eds.), Handbook of Clinical Drug Data, 10th edi. The McGraw-Hill Companies, Inc. EUA.

229. Tatro D. S. (ed.), A to Z Drug Facts. Factos e comparações entre empresas.

230. Farmacopeia dos Estados Unidos 30ª e Formulário Nacional 25ª edi.

231. Rowe R. C. (ed.), Handbook of Pharmaceutical Excipients. 4ª edi. K. M. Varghese Company, Mumbai. 297-

468.

232. Especificação para Eudragit, Rohm GmbH & Co. KG, www.roehm.com.

233. Fiedler Encyclopedia of excipients for pharmaceuticals, cosmetics and related Areas, ECV- Editio Cantor Verlag. 5ª Edição 2002.

234. Singh U. V. et al., Preparação e avaliação de películas transdérmicas de flurbiprofeno e diclofenac de sódio. Indian J. Pharm. Sci. 54, 1993,145-147.

235. Aqil M. et al.,Caracterização in vivo de sistemas de administração transdérmica de pinacidil mono-hidratado do tipo matriz monolítica: Uma nota técnica, AAPS PharmSciTech. 7 (1), 2006, E1-E5.

236. Aqil M. et al., Monilithic matrix type transdermal drug delivery systems of pinacidil monohydrate: in vitro characterization, Eur. J. Pharm. Biopharm. 54, 2002, 161-164.

237. Amnuaikit C. et al., Skin permeation of propranolol from polymeric film containing terpene enhancers for transdermal use, hit. J. Pharm. 289,2005, 167-178.

238. Arora P. et al., Conceção, desenvolvimento, avaliação físico-química, in vitro e in vivo de adesivos transdérmicos contendo sal de dietilamónio de diclofenac, J. Pharm. Sci. 91, 2002, 2076- 2089.

239. Mukherjee B. et al., Sorbitan monolaurate 20 as a potential skin permeation enhancer in transdermal patches, The Journal of Applied Research. 5 (1), 2005, 96-108.

240. Ubaidulla U. et al., Transdermal therapeutic system of carvedilol: Effect of hydrophilic and hydrophobic matrix on in vitro and in vivo characteristics, AAPS PharmSciTech. 8 (1), 2007, El- E8.

241. Itoh T. et al., Effects of Transdermal penetration enhancers on the permeability of shed snakeskin, Pharm. Res. 9 (9), 1992, 1168-1172.

242. Fujii M. et al., Enhancement of skin permeation of miconazole by phospholipid and dodecyl 2-(N, N-dimethyl amino) propionate (DDAIP), Int. J. Pharm. 234, 2002, 121-128.

243. Katritzky A. R. et al., Skin permeation rates as a function of chemical structure, J. Med. Chern. 49, 2006,3305-3314.

244. Ottaviani G. et al., Parallel artificial membrane permeability assay: a new membrane for the prediction of passive human skin permeability, J. Med. Chern. 49, 2006, 3948-3954.

245. Ching C. T. S. et al., A novel diffusion cell ideal for the study of membrane extraction/permeation processes and for device/sensor development, Sensors and Actuators. B 129,2008, 30-34.

246. Suwantong O. et al., Tapetes de fibra de acetato de celulose electrospun contendo curcumina e caraterísticas de libertação da substância à base de plantas, Polymer. 48,2007, 7546-7557.

247. Taepaiboon P. et al., Vitamin-loaded electrospun cellulose acetate nanofiber mats as transdermal and dermal therapeutic agents of vitamin A acid and vitamin E, Eur. J. Pharm. Biopharm. 67,2007, 387-397.

248. Bonina F. B. et al., Adsorption of salicylic acid on bentonite and kaoline and release experiments, Applied Clay Science. 36, 2007, 77-85.

249. Andronis V. et al., Design and evaluation of transdermal chlorpheniramine maleate drug delivery system, Pharm. Ata Helv. 70, 1995, 301-306.

250. Bodde H. E. et al., Quantification of topically delivered 5-aminolevulinic acid by iontophoresis across ex vivo human stratum comeum, Photochemistry and Photobiology. 75 (4), 2002, 418-423.

251. Li X. et al., Design of controlled release drug delivery systems. McGraw-Hill.

252. El-Gindy N. et al., Hypogonadism solution through transdermal androgen replacement: Drug- in-polymer transdermal delivery systems, Drug Delivery Technology. 7 (7), 2007, 55-61.

253. Valenta C. et al., The use of polymers for dermal and transdermal delivery, Eur. J. Pharm. Biopharm. 58,2004, 279-289.

254. Alexander J. et al., (Acyloxy) alkyl carbamates as novel bioreversible prodrugs for amines: increased permeation through biological membranes, J. Med. Chern. 31,1988, 318-322.

255. Mutalik S. et al., Glibenclamide transdermal patches: physicochemical, pharmacodynamic, and pharmacokinetic evaluations, J Pharm Sci. 93, 2004, 1577-1594.

256. Thomas J. et al., Teste de irritação cutânea em coelhos com pensos de gelatina aquosa, www.wateijel.com/public/SkinIrritationTest.pdf.

257. Singh S., Drug stability testing and shelf life determination according to international guidelines, Pharm. Tech. 23, 1999, 68-88.

258. Kochhar C. et al., In vitro transdermal iontophoretic delivery of leuprolide mechanisms under constant voltage application, J. Pharm. Sci. 92 (1), 2003, 84-96.

259. Raiman J. et al., Drug adsorption in human skin: A streaming potential study, J. Pharm. Sci. 92 (12), 2366-2372.

260. Singh U. V. et al., Preparation and evaluation of flurbiprofen a diclofenac sodium transdermal films, Indian J. Pharm. Sci. 54, 1993, 145-147.

261. Siepmann J. et al., Calculation of dimensions of drug polymer devices based on diffusion parameter, J. Pharm. Sci. 87, 1998, 827-832.

262. Zeng J. et al., Estudo numérico do perfil de libertação de um fármaco no sistema de administração transdérmica de fármacos, Langmuir. 22, 2006,1333-1340.

263. Ju R. T. C. et al., Drug release from hydrophilic matrices. 1. Novas leis de escala para prever a libertação de polímeros e fármacos com base na concentração de desemaranhamento do polímero e na camada de difusão, J. Pharm. Sci. 84,1995,1455-1463.

264. Rao P. R. et al., Comparative in vivo evaluation of propranolol hydrochloride after oral and transdermal administration in rabbits, Eur. J. Pharm. Biopharm. 56, 2003, 81-85.

265. Mei Z. et al., Solid lipid nanoparticle and microemulasion for topical delivery of triptolide, Eur. J. Pharm. Biopharm. 56, 2003, 189-196.

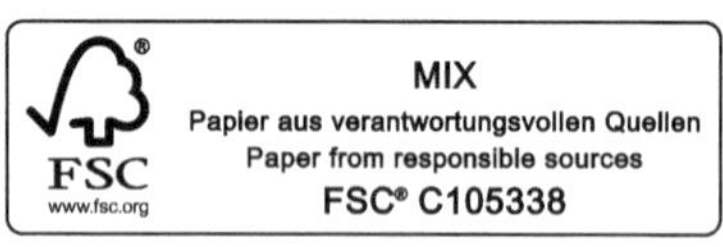

Printed by Books on Demand GmbH, Norderstedt / Germany